DIME QUÉ COMER PARA PREVENIR EL CÁNCER DE MAMA

ELAINE MAGEE

DIME QUÉ COMER
PARA PREVENIR
EL CÁNCER DE MAMA

Incluye numerosas recetas,
tan saludables como deliciosas

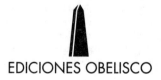

EDICIONES OBELISCO

Si este libro le ha interesado y desea que le mantengamos informado
de nuestras publicaciones, escríbanos indicándonos qué temas son de su interés
(Astrología, Autoayuda, Ciencias Ocultas, Artes Marciales, Naturismo,
Espiritualidad, Tradición...) y gustosamente le complaceremos.

Puede consultar nuestro catálogo en www.edicionesobelisco.com

Los editores no han comprobado la eficacia ni el resultado de las recetas, productos, fórmulas técnicas, ejercicios o similares contenidos en este libro. Instan a los lectores a consultar al médico o especialista de la salud ante cualquier duda que surja. No asumen, por lo tanto, responsabilidad alguna en cuanto a su utilización ni realizan asesoramiento al respecto.

Colección Salud y Vida natural
DIME QUÉ COMER PARA PREVENIR EL CÁNCER DE MAMA
Elaine Magee

1.ª edición: octubre de 2014

Título original: *Tell Me What to Eat to Help Prevent Breast Cancer*

Traducción: *Joana Delgado*
Corrección: *M.ª Ángeles Olivera*
Diseño de cubierta: *Enrique Iborra*

© 2000, por Elaine Magee
Original en inglés publicado por CAREER PRESS, Inc.,
220 West Parkway, Unit 12, Pompton Plains, NJ 07444, Estados Unidos
(Reservados todos los derechos)
© 2014, Ediciones Obelisco, S. L.
(Reservados los derechos para la presente edición)

Edita: Ediciones Obelisco, S. L.
Pere IV, 78 (Edif. Pedro IV) 3.ª planta, 5.ª puerta
08005 Barcelona - España
Tel. 93 309 85 25 - Fax 93 309 85 23
E-mail: info@edicionesobelisco.com

ISBN: 978-84-16192-08-3
Depósito Legal: B-19.801-2014

Printed in Spain

Impreso en España en los talleres gráficos de Romanyà/Valls S.A.
Verdaguer, 1 - 08786 Capellades (Barcelona)

Introducción

A medida que me acerco a los cuarenta años, más miedo tengo de padecer cáncer de mama o de ovarios. Tengo antecedentes familiares de enfermedades cardiovasculares, por lo que siempre he prestado especial atención a las investigaciones que se han realizado sobre la prevención de las cardiopatías. Pero si en este momento de mi vida me preguntan a qué enfermedad temo más, diría, sin lugar a dudas, que al cáncer de mama. Por otra parte, resido en la zona de la bahía de San Francisco, el lugar donde existe un mayor índice de cáncer de mama de todo Estados Unidos.

Lo cierto es que hay unas cuantas cosas que alimentan mi miedo. Mi madre ha sufrido cáncer de mama. Se lo diagnosticaron cuando tenía cerca de 60 años. Le practicaron una mastectomía radical modificada (extirpación total de la mama; además, le extirparon algunos de los ganglios linfáticos axilares del mismo lado de la mama), y tuvo que someterse a seis meses de quimioterapia.

En muchísimas de las conferencias a las que he asistido sobre «Mujeres y cardiopatías», los conferenciantes casi siempre preguntan a la audiencia por qué tienen tanto miedo al cáncer de mama, cuando la mayoría han padecido cardiopatías. Y siempre citan unas estadísticas que resultan impresionantes. Es cierto que muchas mujeres acaban falleciendo a causa de una enfermedad del corazón... pero, por lo general, en sus últimos años de vida (tras la menopausia).

Esos conferenciantes no advierten que muchas de nosotras, de jóvenes, hemos sido testigos de cómo nuestras amigas y familiares, mujeres con 30, 40 y 50 años entablaban una batalla contra el cáncer de mama. Personalmente, no conozco a ninguna mujer que haya padecido una cardiopatía antes de contraer matrimonio, de tener hijos o de cumplir sus objetivos profesionales.

Se dice que en Estados Unidos, por ejemplo, cada tres minutos una mujer recibe la noticia de que padece un cáncer de mama (***FDA Consumer,* julio de 1999** – Publicación de la Agencia Norteamericana de Medicamentos y Alimentos). Junto al cáncer de piel, el de mama es el más común de los cánceres que sufren las mujeres, el segundo tras el cáncer de pulmón en muertes debidas a esta enfermedad. Si bien es cierto que tres de cada cuatro mujeres diagnosticadas de cáncer de mama tienen más de 50 años, también es cierto que he leído que este tipo de cáncer es más agresivo en las mujeres jóvenes. Así que es fácil comprender que las jóvenes tengan miedo de contraer esta enfermedad.

Ser optimistas pero con prudencia

Algunas mujeres se consideran sentenciadas por tener antecedentes familiares de cáncer de mama, pero en realidad sólo un 5 % de estos cánceres se deben a una predisposición genética. Entonces, ¿dónde estriba el resto del riesgo? Como mínimo, un 50 % de los casos de cáncer de mama se pueden «atribuir» a factores de riesgo conocidos o sospechosos, lo que incluye cosas que podemos cambiar en nuestro estilo de vida (la alimentación, el sobrepeso, el ejercicio físico, la ingesta de alcohol, etcétera). En el capítulo 4, «Diez pasos hacia la libertad», encontrarás esos posibles y beneficiosos cambios del estilo de vida.

Muchos investigadores opinan que no tenemos suficientes pruebas científicas que avalen que comer o descartar ciertos alimentos pueda prevenir el cáncer de mama. (Hay que destacar que algunas de las investigaciones pioneras se han realizado con ratas hembras y no con mujeres). Y todavía no se han estudiado de manera exhaustiva los efectos a largo plazo de alimentos catalogados como potencialmente eficaces en términos de prevención (como, por ejemplo, tomar más soja o incluir en la dieta semillas de lino).

Los investigadores temen que si las mujeres empiezan a dar ciertos pasos para prevenir el cáncer de mama dejen atrás otros tan importantes como son el autoexamen, las mamografías periódicas, evitar el tabaco, y otros muchos.

Espero y deseo que si te implicas personalmente en la prevención del cáncer sigas realizando también las revisiones pertinentes con tu ginecólogo, las mamografías periódicas y el autoexamen mensual. Seguramente desearás leer con atención los «Diez pasos hacia la libertad» del capítulo 4, y añadir a tus hábitos tantos pasos como puedas. Te sentirás bien haciéndolo, pues tu salud en general saldrá beneficiada, y, al mismo tiempo, esos pasos te ayudarán a prevenir otras enfermedades crónicas como las cardiopatías, la osteoporosis, la diabetes tipo II y la obesidad.

Algunas buenas noticias

No quiero decir que éste sea un buen momento para que a una le diagnostiquen un cáncer de mama, pero lo cierto es que, a día de hoy, las mujeres a quienes les han diagnosticado esta enfermedad cuentan con más y mejores opciones de tratamiento y tienen muchas más razones para confiar en su recuperación que las mujeres de hace unos años. Esto se debe a los nuevos fármacos, tratamientos e investigaciones, así como a unas técnicas de diagnóstico más perfeccionadas.

Ahora existe un procedimiento llamado biopsia del ganglio linfático centinela que permite a los médicos ubicar con exactitud el primer ganglio afectado por un tumor canceroso, lo que en algunos casos facilita eliminar sólo el ganglio que contiene células cancerosas. Por otra parte, la FDA estadounidense, por ejemplo, ha aprobado recientemente diversos fármacos nuevos y nuevos usos de otros que ya existían. Se cree que algunos de ellos aportan más opciones para vencer el cáncer de mama, y uno de ellos en particular contribuye a aliviar el dolor intenso. De acuerdo con la Sociedad Norteamericana del Cáncer, el índice de muertes por cáncer de mama está descendiendo, y ésa es la mejor noticia de todas.

Pasar del miedo a la acción

No podemos hacer nada frente a algunos factores de riesgo a la hora de sufrir cáncer de mama (como la genética, la edad en que empezamos a tener la menstruación, en que tuvimos hijos o cuando tuvimos la menopausia), pero podemos inclinar la balanza a nuestro favor siguiendo algunos pasos de sentido común en nuestro estilo de vida.

Si bien no se dispone de pruebas fehacientes acerca del papel que juegan los alimentos y la nutrición en la prevención del cáncer de mama, lo cierto es que tenemos algunas claves. En este libro se han reunido las mejores y se señalan 10 alimentos y pasos a seguir fáciles y prácticos. No se trata de un manual que anuncie lo siguiente: «Come estos alimentos y nunca más tendrás que preocuparte del cáncer de mama» o «La respuesta que estabas esperando para...», sino de un libro que se apoya en hechos probados y que responde a la cuestión planteada, «Dime qué comer para prevenir el cáncer de mama».

Capítulo I

Todo lo que siempre quisiste preguntar a tu médico sobre el cáncer de mama

Preguntas sobre el cáncer de mama

¿Tener cáncer de mama es tan sólo una cuestión de azar?

La respuesta a esta pregunta es un tanto agridulce. Algunos científicos consideran que más de un 80 % de los cánceres están asociados a ciertos factores que están relacionados con el estilo de vida, y que, por tanto, podemos controlarlos:

- dieta;
- tabaquismo;
- exceso de exposición solar.
  (Instituto Norteamericano del Cáncer)

Ésa es la vertiente más satisfactoria de la respuesta; la menos buena recae en aquellas personas que se culpan por padecer cáncer, que consideran que son, en cierta medida, responsables de ello.

Todavía no sabemos todo sobre el cáncer y no podemos predecir quién lo sufrirá. Probablemente la mejor manera de enfocarlo es hacer todo lo que esté en nuestras manos por llevar un estilo de vida lo más saludable posible.

Porcentajes de muertes por cáncer de acuerdo con diversos factores

Alimentación	35%
Tabaquismo	30%
Trabajo / ocupación	4%
Radón	2 – 3%
Contaminación	2%
Rayos X	0,5%

El Instituto Norteamericano para la Investigación del Cáncer publicó los datos anteriores para que sirvieran de ayuda a la hora de reducir los riesgos de sufrir esa enfermedad. A ellos se unen estos otros:

- Mujeres con familiares cercanos (madres, hermanas o hijas) afectados de cáncer de mama. El riesgo se incrementa si el cáncer del familiar ha aparecido antes de la menopausia o si ha afectado a ambas mamas.
- Mujeres que empezaron a menstruar antes de los 12 años o tuvieron una menopausia tardía (después de los 55 años).
- Mujeres que no han tenido hijos o han tenido su primer hijo después de los 30 años.

- Mujeres que ya han sufrido un cáncer de mama (son las que tienen un mayor riesgo).

Desde una perspectiva global, las mujeres estadounidenses, por ejemplo, tienen un mayor riesgo de desarrollar cáncer de mama que las de otros países.

¿Tener mamas con tejido fibroquístico supone un mayor riesgo de sufrir cáncer de mama?

No hay pruebas de que las mamas fibroquísticas o los cambios benignos en el tejido mamario estén relacionados con el cáncer. El tejido fibroquístico puede dificultar la detección de bultos en la mama, por lo que es importante hacerse exploraciones una misma cada mes, acudir al ginecólogo una vez al año y consultar al médico cualquier bulto, y analizarlo en el caso de que se considere oportuno.

¿Qué puedo hacer si tengo la enfermedad fibroquística?

No es posible prevenir la enfermedad fibroquística, pero sí reducir sus síntomas. Si bien no existen pruebas de ello, evitar el consumo de cafeína y de chocolate puede reducir los síntomas. Una alimentación baja en sodio, asimismo, puede resultar de ayuda en la segunda mitad del ciclo menstrual.

¿Están aumentando o disminuyendo los casos de cáncer de mama?

En Estados Unidos, por ejemplo, según los datos aportados por el Registro tumoral de Connecticut, la incidencia de cáncer de mama invasivo ha permanecido inalterable desde 1990. Sin embargo, se han detectado más cánceres en las primeras etapas y menos en las fases avanzadas (*Connecticut Medecine,* enero de 1999).

¿A qué edad existe un mayor riesgo de desarrollar cáncer de mama?

Por lo general, el riesgo es mayor a una edad avanzada. Un 5 % de pacientes con cáncer de mama tienen menos de 40 años, pero cuanto más joven es la paciente, más mortal es el cáncer de mama. En realidad, este tipo de cáncer es la principal causa de muerte en mujeres de edades comprendidas entre los 15 y los 54 años (*véase* más información sobre estos datos en la página siguiente).

Que una de cada nueve mujeres llegue a desarrollar un cáncer de mama es un dato escalofriante; sin embargo, esa estadística incluye tanto a mujeres de 90 años como a las de 30. El Instituto Norteamericano del Cáncer calcula que el riesgo es de una de cada 622 mujeres por debajo de los 35 años. El riesgo aumenta a una de cada 93 hacia los 45 años y una de cada 33 hacia los 55 años. A los 65 años, el riesgo es de una cada 17 mujeres.

Víctimas de cáncer de mama

Casos previstos en 1996	184.300
Número de mujeres que morirán	44.300
Actuales supervivientes en EE.UU.	2 millones
Riesgo de sufrir la enfermedad en 1996	1 de cada 9
Riesgo de sufrir la enfermedad en 1960	1 de cada 14

Fuente: Alianza Nacional de Organizaciones de Cáncer de mama

¿Cómo empieza el cáncer de mama?

Todos los cánceres comparten un defecto en el ADN, o código genético, que normalmente regula la división celular. Sucede una de estas tres cosas:

- un crecimiento celular acelerado;
- no aparece ningún mecanismo que lo reduzca;
- el mecanismo reparador del ADN no funciona.

En un organismo sano, cada día tienen lugar miles de anomalías parecidas al cáncer. Es probable que el cáncer se inicie cuando el cuerpo no es capaz de reparar esas anomalías reguladoras.

El cáncer no se debe a un solo hecho aislado, sino que se trata de un proceso que puede durar dos o más décadas. El riesgo de sufrir cáncer aumenta con la exposición regular a carcinógenos durante muchos años.

En el desarrollo del cáncer existen tres etapas principales:

1. **Iniciación:** los agentes que ocasionan el cáncer dañan el material genético de una célula.
2. **Promoción:** las células dañadas están expuestas a agentes químicos que aceleran la división celular. Para que el cáncer se desarrolle es necesario una exposición prolongada a esos agentes. Se considera que en esta etapa los factores nutricionales juegan un papel destacado.
3. **Progresión:** las células se convierten por completo en malignas y son capaces de metastizarse (extenderse) a otras partes del organismo.

Se sabe que la génesis de un tumor canceroso es un proceso largo con una serie de acontecimientos biológicos que llevan a una célula mamaria normal a un desarrollo canceroso, pero no sabemos cuándo se inicia el cáncer de mama y por qué.

Para formar un tumor de un centímetro se precisan mil millones de células cancerosas. Los científicos creen que antes de ser detectado en un examen radiológico, un tumor puede haber estado nada menos que ocho años desarrollándose.

Algunos investigadores opinan que, como mínimo, un 50 % de los cánceres de mama pueden atribuirse a factores de riesgo conocidos o sospechados, entre ellos cosas que uno puede cambiar: la alimentación, el sobrepeso, la falta de ejercicio y el abuso de bebidas alcohólicas (Connecticut Medicine, enero de 1999).

¿A qué órganos o partes del cuerpo suele propagarse el cáncer de mama?

Con el tiempo, las células tumorales de las mamas circulan a través de la sangre y del sistema linfático y empiezan a desarrollarse en otros órganos (por lo general en el hígado, los pulmones o los huesos).

¿Hasta qué punto los genes o el historial familiar aumentan el riesgo de contraer esta enfermedad?

Alrededor de un 5 % de las mujeres con cáncer de mama tienen un tipo de cáncer marcadamente genético. Son mujeres que, por lo general, desarrollan un cáncer de mama antes de la menopausia y tienen varios familiares con este tipo de cáncer. Una de las maneras de detectar el riesgo genético es midiendo las mutaciones de dos genes especiales, el BRCA1 y el BRCA2. Sin embargo, se trata de una prueba muy controvertida que sólo informa de si la paciente es más propensa a desarrollar un cáncer de mama, pero, en cambio, no puede asegurar que no se contraiga, ya que la mayoría de los casos de cánceres de mama no son hereditarios.

¿Qué diferencia existe entre alguien que haya heredado la mutación genética y quien tenga un familiar que haya padecido cáncer de mama?

Los investigadores siguen trabajando para poder responder a esta pregunta. Se cree que el riesgo es mayor cuando se tiene esa mutación genética que cuando se tienen antecedentes familiares de la enfermedad. Si es un familiar de primer gado (madre, hermana o hija) quien tiene cáncer de mama –especialmente antes de los 40 años–, el riesgo también aumenta.

¿Qué ocurre con las nuevas pruebas genéticas?

Aún se está trabajando en ese tipo de pruebas (otra cosa es el inevitable impacto que causa en las mujeres que el test de mutaciones genéticas BRC dé un resultado positivo). Muchos investigadores consideran que esas pruebas genéticas sólo deberían realizarse dentro de un estudio de investigación clínica, pues de ese modo las mujeres podrían recibir un seguimiento y asistencia psicológicos.

¿En qué lugar de EE.UU., por ejemplo, existe una mayor incidencia de cáncer de mama?

En Long Island (NY), en la zona de San Francisco y en algunos lugares de los Grandes Lagos aparecen los mayores índices de cáncer de mama de todo EE.UU.

¿Qué otros factores de riesgo existen respecto al cáncer de mama?

Antes de examinar la lista siguiente, debes tener en cuenta dos cosas: del 75 % de todos los cánceres de mama sufridos por mujeres, entre un 50 y un 75 % de ellos afectan a mujeres que no se consideran pertenecientes a los grupos de riesgo. Ello significa, obviamente, que aún queda mucho por saber acerca de esta enfermedad.

El cáncer de mama tiene una mayor incidencia entre mujeres que:

- tuvieron su primera menstruación antes de los 12 años;
- iniciaron más tarde la menopausia (después de los 55 años);
- dieron a luz a su primer hijo después de los 30 años o no tuvieron hijos;
- no amamantaron;
- Son obesas (un 30% de exceso de peso «ideal», dependiendo de la edad y la altura).

Se considera que los criterios anteriores aumentan o prolongan el nivel de estrógenos que circulan por el organismo femenino. Cuando una mujer está embarazada o da el pecho, la producción de estrógenos se interrumpe.

He aquí otros potenciales factores de riesgo (de los cuales unos cuantos conllevan polémica) que aún se están investigando:

- una biopsia anormal (mujeres con células precancerosas, como quistes o fibroadenomas);
- exposición al humo del tabaco;
- uso de hormonas o píldoras anticonceptivas;
- aborto inducido;
- nivel de ejercicio físico;
- exposición a los pesticidas.

¿Cuáles son las últimas noticias acerca de la terapia hormonal sustitutiva (para mujeres en la perimenopausia) y el riesgo de contraer cáncer de mama?

Si bien se sabe que existe cierta relación entre unos niveles altos de estrógenos y el aumento del riesgo de contraer cáncer de mama, no parecen existir datos científicos concluyentes sobre el cáncer de mama y la terapia hormonal sustitutiva (THS). Según un extenso estudio realizado en Harvard, las mujeres que han seguido la THS durante más de 10 años sufren un riesgo mayor de desarrollar un cáncer de mama. Y por si esos datos no fueran poco claros, se sabe que las mujeres que han seguido esa terapia durante un período inferior a los 10 años sufren un menor riesgo.

Según una hipótesis, los fetos femeninos que se han desarrollado con un alto nivel de estrógenos tienen un mayor riesgo de sufrir cáncer de mama cuando ya son mujeres en edad adulta. Y hay investigadores que creen que la ingesta de grasas en las embarazadas puede aumentar en sus hijas el riesgo de sufrir cáncer de mama.

Durante los últimos 25 años, se han realizado en EE.UU. más de 50 estudios acerca de la posible relación existente entre la THS y el cáncer de mama. Algunos de ellos han demostrado que existe un mayor riesgo, y otros, no. Muchos investigadores consideran que cuando se sigue la THS durante un período inferior a los 10 años, el riesgo de contraer cáncer de mama es poco o no es mayor.

La conveniencia o no de seguir una THS debe depender de cada mujer y de su médico o ginecólogo, tras sopesar los factores de riesgo individuales de cardiopatías, osteoporosis y cáncer; así como la severidad de los síntomas de menopausia.

Preguntas acerca de la detección del cáncer de mama

¿Cuál es la manera idónea de detectar el cáncer de mama?

En la actualidad, la técnica más efectiva para una detección precoz del cáncer de mama es la mamografía. Se trata de una exploración por rayos X, en dosis bajas, que puede detectar tumores pequeños y anomalías en las mamas incluso dos años antes de que puedan descubrirse a través del tacto. Cuanto antes se descubra un tumor en la mama, más tratable será y más posibilidades de supervivencia tendrá el paciente. Por tanto, no sorprende que el uso regular de esta prueba diagnóstica haga que se reduzcan las muertes por cáncer de mama.

¿Y qué ocurre con las autoexploraciones regulares de las mamas? Sigue siendo una buena idea que te examines las mamas de manera regular y que compruebes si existe algún bulto o cualquier cosa fuera de lo normal, tan sólo para asegurarte de que estás bien.

Una mamografía al año o cada dos años, además de la autoexploración es algo que puedes hacer, ya que merece la pena detectar un tumor a tiempo. Consulta con tu médico la oportunidad de realizar un examen ginecológico anual; si él no te lo pide de manera automática, hazlo tú, pues es muy importante.

¿Los bultos son los únicos signos de alarma del cáncer de mama?

Desde luego que no, ya que no todos los cánceres de mama desarrollan bultos. A continuación, se mencionan algunos signos de este tipo de cáncer. Si detectas alguno de ellos, acude de inmediato a tu médico:

- bulto o grosor del tejido cerca de la mama o debajo del brazo;
- cambio en la forma de la mama o en su tamaño;
- secreción en los pezones (si bien raramente la causa es un cáncer);
- retracción de uno o ambos pezones;
- cambio en el color de la piel de las mamas, en las areolas o en los pezones (hoyos, estrías o escamas);
- picores, rojeces o calor.

¿Cuándo es el mejor momento para hacerse la autoexploración de las mamas?

El mejor momento es unos días después de la menstruación, cuando las mamas no están sensibles o hinchadas. Si ya no menstrúas debido a una histerectomía (pero sigues teniendo los ovarios), básate como referencia en la sensibilidad o la hinchazón. Comprueba cuándo tienes las mamas más sensibles y hazte la autoexploración cuando ya no los sientas así. Si tienes la menopausia, adquiere el hábito de explorarte las mamas una vez al mes y siempre en la misma fecha (a principios de mes, por ejemplo).

He oído que las mamografías no funcionan tan bien en las mujeres jóvenes ¿Es cierto?

La densidad del tejido mamario de unas mamas jóvenes dificulta a menudo la obtención de una imagen nítida en una mamografía, puesto que el resultado es en cierto sentido borroso. Pero con los años, el tejido graso sustituye al tejido denso, hecho que permite que las mamografías sean más claras. Por esta razón no se recomienda que las mujeres menores de 40 años se hagan mamografías rutinarias (a excepción de una primera mamografía como referencia). Se sabe que en los cánceres de mama, las radiografías realizadas a mujeres de menos de 50 años han fallado entre un 10 y un 15 % de los casos.

¿Con qué frecuencia debo hacerme una mamografía y cuándo debo empezar a hacérmelas?

Si bien los especialistas siguen debatiendo esta cuestión, en Estados Unidos, por ejemplo, el Instituto Nacional del Cáncer recomienda a las mujeres de más de 40 años que se hagan mamografías cada dos años. La Asociación Norteamericana del Cáncer anima a las mujeres a que se hagan mamografías cada año, pues cuando se tiene menos de cincuenta años, el cáncer de mama se desarrolla con mayor rapidez. En estos casos es de vital importancia detectar los tumores lo antes posible.

La mayoría de los especialistas están de acuerdo en realizar una primera mamografía de referencia entre los 35 y los 40 años, de modo que sepas lo que es «normal» para ti a esa edad y que pueda compararse con las mamografías que te realicen cuando tengas más edad. Hay investigadores que sugieren que hay que realizar una primera mamografía diez años antes de la edad en que algún familiar haya padecido cáncer de mama. Así pues, si tu madre o una tía han tenido este tipo decáncer a los 45 años, podrías considerar hacerte una primera mamografía a los 35 años.

¿La mayoría de los bultos que se detectan suelen ser cancerosos?

Alrededor de un 80 % de los bultos de mama son benignos (no cancerosos), pero cualquier bulto que detectéis tú o tu médico debe ser analizado lo antes posible para descartar que sea un tumor.

Preguntas acerca de los tumores de cáncer de mama

He oído hablar de tumores de mama de crecimiento rápido y tumores de crecimiento lento, ¿qué significa eso?

Los tumores de mama de crecimiento lento, alrededor de un 25 % del total de los casos, suelen ser más curables, pues, por lo general, no se extienden y es más probable que se detecten mediante una mamografía, un examen clínico o una autoexploración de las mamas.

Los tumores de crecimiento moderado constituyen aproximadamente el 50% del total de los cánceres de mama y son también muy tratables. Se detectan mediante mamografías y/o autoexploración de las mamas.

Por último, tenemos los más agresivos, los tumores de crecimiento rápido. Por diversas razones (predisposición genética o un alto nivel de estrógenos) estos tumores se extienden con mucha rapidez en las mujeres premenopáusicas. Lo más peligroso de este tipo de tumores es que se extiendan antes de ser detectados mediante una mamografía, un examen clínico o una autoexploración de las mamas.

¿Qué significa un cáncer de mama de estadio I, II o III?

Los tumores se agrupan en etapas o estadios según su tamaño y el grado de afectación de la mama, los tejidos adyacentes y otros órganos. A continuación, se muestran unas descripciones generales de los diversos estadios:

- **Carcinoma in situ:** el cáncer está confinado en las glándulas mamarias o en los conductos que conectan las glándulas con el pezón y no existe ningún tipo de invasión del tejido mamario adyacente.
- **Estadio I:** el tumor tiene unos dos centímetros de diámetro o menos y los ganglios linfáticos de la axila no han sido afectados por las células cancerosas.
- **Estadio II:** el tumor tiene más de dos centímetros de diámetro y los ganglios linfáticos no están afectados, o bien el tumor es de dos centímetros o menor y los ganglios linfáticos están afectados.

- **Estadio IIIA:** el tumor mide más de cinco centímetros y los ganglios linfáticos están afectados, o bien el tumor tiene cualquier tamaño y los ganglios están afectados o bien el tejido circundante.
- **Estadio IIIB:** es una fase en la que el tumor, de cualquier tamaño, se ha extendido a la piel, a la pared torácica o a los ganglios linfáticos internos de la mama, localizados detrás y en el interior del pecho.
- **Estadio IV:** el tumor, de cualquier tamaño, se ha extendido (ha habido metástasis) a otras zonas más distantes del cuerpo, como los huesos, los pulmones u otros ganglios linfáticos.

¿Es eficaz el tratamiento que se aplica actualmente contra el cáncer de mama?

Si bien el tratamiento es en un principio eficaz en la mayoría de las mujeres, la Asociación Norteamericana del Cáncer estima que el cáncer de mama es más o menos recurrente en un 50 % de los casos.

¿Cuáles son los tipos de tratamientos de los que se dispone en la actualidad?

El cáncer de mama se trata con uno de los siguientes procedimientos o con una combinación de ellos:

- Cirugía.
- Radioterapia.
- Fármacos (quimioterapia o terapia hormonal).

¿Podría explicarme los principales términos asociados al cáncer de mama?

Esta lista contiene algunos de los términos que debes conocer con respecto al cáncer de mama:

- **Calcificaciones:** pequeños depósitos de calcio que en una mamografía se asemejan a granos de sal.
- **Células madre:** células madre de la médula espinal y en la sangre que producen glóbulos rojos, leucocitos y plaquetas.
- **Conductos:** conducciones en la mama que trasportan la leche desde los lóbulos al pezón.
- **Estrógenos:** hormonas sexuales femeninas que se producen en los ovarios, las glándulas adrenales, la grasa y la placenta.
- **Ganglios linfáticos axilares:** ganglios pequeños, con forma de alubia, situados en las axilas y que combaten las infecciones.
- **Lóbulos:** parte de la mama donde se produce la leche materna.
- **Mastectomía:** cirugía en la que se extirpa la totalidad de la mama.
- **Metástasis:** proceso de extensión del cáncer a otros órganos del cuerpo a través de la sangre o del sistema linfático.
- **Oncogenes:** genes responsables de la trasformación de una célula sana en una maligna.
- **Palpación:** exploración de las mamas mediante el tacto.
- **Terapia hormonal:** terapia farmacológica que impide que las hormonas naturales estimulen el creci-

miento de las células cancerosas. El Tamoxifeno, por ejemplo, es un modulador de los receptores de estrógenos, y la aromatasa, un inhibidor que bloquea la producción de estrógenos en el organismo.

- **Tumorectomía:** cirugía conservadora en la que se extrae un tumor o una parte del tejido mamario.

¿Dónde puedo conseguir más información?

¿Tienes más preguntas acerca del cáncer de mama? Si es así, puedes contactar conmigo o con algunas de las siguientes organizaciones:

- **Asociación Española contra el Cáncer**
  www.aecc.es
- **Instituto Nacional del Cáncer**
  www.cancer.gov/espanol
- **ASEICA-Asociación Española de Investigación sobre el Cáncer**
  www.aseica.es
- **Asociación Norteamericana del Cáncer**
  (800) ACS 2345
  www.carcer.org
- **Instituto Norteamericano de Investigación del Cáncer**
  (800)843-8114
  www.aicr.org
  email: aicrweb@aicer.org
- **CancerNet**
  www.icic.nci.nih.gov

- **CancerCenter**
  www.cancercenter.com
- **Alianza Nacional de Organizaciones de Cáncer de mama**
  (800) 719-9154
  www.nabco.org
- **Instituto Nacional del Cáncer**
  (800)4- CANCER
  www.nci.nih.gov
- **Línea Directa del Y-Me Nacional del Cáncer de mama**
  (800)221-2141
  www.y-me.org
- **Centro del Cáncer de la Universidad de Pennsylvania**
  (800)789-PENN
  www.oncolink.upenn.edu

Capítulo 2

Relación entre la alimentación y el cáncer de mama

Según algunos estudios realizados en las décadas de 1980 y 1990, alrededor de un 35% del total de las muertes debidas al cáncer eran atribuibles a la alimentación. Según el Instituto Norteamericano para la Investigación del Cáncer, en 1992, aproximadamente un 40% de todos los casos de cáncer en hombres y un 60% en mujeres estaban asociados a la alimentación. La cuestión es que todavía no está claro el papel real que ejercen ciertos alimentos y sus cantidades tanto a la hora de generar la enfermedad como en prevenirla.

Sin embargo, parece que una dieta rica en verduras, frutas y cereales integrales ayuda a proteger el organismo de ciertos tipos de cánceres, mientras que el consumo excesivo de grasas —tanto saturadas como cierto tipo de insaturadas— y de alcohol puede aumentar el riesgo de desarrollar ciertos cánceres. Empezaremos por aprender más acerca de algunos componentes de los alimentos que cuentan con propiedades anticancerígenas. Las frutas y las verduras, por ejemplo, contienen muchas de estas propiedades.

33

¿Por qué es tan difícil encontrar «la prueba»?

Muchos de los principales estudios realizados extraen sus conclusiones comparando lo que un gran número de personas come y su estado de salud con otro grupos de población.

Se realizan estudios con ratas, pero lo que sucede con estos animales en los laboratorios no es lo mismo que lo que les ocurre a los humanos en la vida cotidiana. Esos estudios nos proporcionan algunas pistas, relaciones y asociaciones que son de gran ayuda... pero no pueden considerarse pruebas irrefutables de una relación causa-efecto.

Los médicos no han aceptado todavía las teorías sobre si la alimentación puede prevenir o causar el cáncer. *The Journal of the National Cancer Institute* afirma lo siguiente: «Se ha prestado mucha atención al hecho de que ciertas dietas puedan reducir el riesgo de contraer cáncer de mama, pero hasta la fecha la mayoría de los estudios no ha revelado descubrimientos concluyentes».

El Dr. Rusell, del USDA Human Nutrition Research Center de la Universidad de Tufts, en Massachussets, manifiesta lo siguiente: «No está comprobado que la linaza o las semillas de lino, el ajo, el aceite de pescado y la soja reduzcan el riesgo de sufrir cáncer de mama». Pero añade que es posible que una dieta baja en grasas y rica en frutas y verduras disminuya ese riesgo.

Sin embargo, la única manera de conseguir una prueba fehaciente es realizar un gran estudio científicamente controlado que observe la alimentación de las personas que formen parte de él y controle las enfermedades que éstas desarrollan a lo largo de su vida. Es evidente que estos estudios son muy caros y, además, son necesarias varias décadas para obtener resultados. ¿Podemos esperar tanto? Yo no; yo creo que ya tenemos suficientes pistas para realizar conjeturas con cierta base.

Cualquier paso en ese sentido es de cualquier modo saludable (para el corazón, los huesos y el nivel de energía, entre otras cosas), de modo que ¿por qué no hablar de ello ahora?

Datos de interés:
Una mirada retrospectiva a los últimos 40 años
- ***1960:*** *los investigadores indican que la alimentación juega un papel importante en el desarrollo de muchos cánceres y que limitar el consumo de ciertos alimentos puede influir de manera positiva en la prevención del cáncer.*
- ***1970:*** *los científicos consideran que la dieta interviene activamente en las muertes a causa del cáncer en nada menos que un 40 % en el caso de los hombres y un 60 % en el de las mujeres.*
- ***1980:*** *se dan a conocer otros datos estadísticos según los cuales el 35 % de las muertes por cáncer están relacionadas con ciertos elementos contenidos en la alimentación.*
- ***1990:*** *en esta década, hemos ido conociendo y recabando cada vez más información sobre la relación que existe entre la alimentación y el riesgo de padecer cáncer, si bien seguimos sin tener pruebas concretas sobre la prevención de esta enfermedad.*

La grasa y el cáncer

Aunque se ha investigado mucho sobre una alimentación rica en grasas y el cáncer, todavía no existen pruebas concluyentes de que ese tipo de grasas contribuya al desarrollo del cáncer. No cabe duda de que los grupos de población que toman muchas grasas tienen un índice más alto de cánceres. Los estudios de población entre Estados Unidos y Japón han mostrado una gran correlación entre la ingesta de grasas y el cáncer, y en especial los cánceres de mama, colon, próstata, recto y útero. La mayoría de las investigaciones indican que la cantidad de grasa en la dieta es importante, mientras que algunos de los estudios más recientes señalan que el tipo de grasa también lo es.

El selenio y el cáncer

En estudios realizados con animales, se ha demostrado que algunos tipos de selenio pueden acabar con las células cancerosas y también limitar la capacidad de éstas de multiplicarse. El selenio metabolizado, el metilselenol demostró que era entre tres y cuatro veces más eficaz a la hora de acabar con ciertas células y evitar el daño en el ADN que provocan otros compuestos del selenio. Su actuación consiste en evitar la formación y reducir la multiplicación de las células cancerosas que rodean los vasos sanguíneos, y el cáncer muere por inanición (Dr. Junxuan Lu, científico del AMC, Centro de Investigación del Cáncer de Denver, Colorado). Los investigadores descubrieron que los pacientes con ciertos cánceres tenían niveles muy bajos de selenio.

Dejando de lado los compuestos multivitamínicos, ¿de dónde podemos obtener el selenio? Este mineral se encuentra en los cereales integrales, las legumbres, los frutos secos como las nueces de Brasil, el marisco, las carnes magras, los huevos, las frutas y las verduras cultivadas en un suelo rico en selenio.

Los polifenoles del té y el cáncer

Los polifenoles del té son uno de los pocos agentes que parecen afectar a los carcinógenos en las etapas de iniciación, promoción y progresión. El poder potencial del té verde para inhibir el cáncer se ha demostrado ampliamente en estudios realizados en células animales y humanas. El siguiente paso es comprobar si esos efectos inhibidores actúan en los seres humanos y, además, en qué concentraciones (Dr. Chung S. Yang, catedrático del departamento de biología química de la Rutgers University y Facultad de Farmacia del Colegio Universitario de Piscataway, New Jersey).

¿Se debe todo a los estrógenos?

¿El cáncer de mama se debe sobre todo a los niveles de estrógenos? Hasta el momento, en algunos estudios en animales se manifiesta la posibilidad de que durante la gestación una alimentación con una cantidad extraordinaria de aceite de maíz (que contiene principalmente los nocivos ácidos grasos omega 6) aumente los niveles de estrógenos (estradiol) durante ese período e incremente el riesgo de padecer cáncer de mama en las crías de ratas hembras (*Nutrition*, mayo 1999).

Otros estudios recientes indican que un nivel alto de estrógenos puede representar un mayor riesgo de desarrollar cáncer de útero (endometrial). En la Universidad de Hawai, en el Centro de Investigación del Cáncer de Honolulu, se está llevando a cabo un estudio sobre la relación entre la alimentación y el riesgo de desarrollar cáncer de útero. Uno de los investigadores que participan en él, el Dr. Marc Goodman, considera que la grasa en los alimentos y en el organismo puede tener un efecto directo en el nivel de estrógenos circulantes, ya que la grasa corporal produce estrógenos. Por el momento, los datos de ese centro indican que una dieta baja en calorías y rica en cereales integrales y legumbres (en especial soja) puede reducir el riesgo de padecer cáncer de útero.

Sustancias fitoquímicas

Las sustancias fitoquímicas (componentes vegetales o químicos) pueden ayudar a prevenir los tumores de tres maneras:

1. *Tienen propiedades antioxidantes.*
2. *Contribuyen a activar (poner en marcha) las enzimas desintoxicadoras de los carcinógenos.*
3. *Ayudan a inhibir la proliferación de células tumorales (el crecimiento rápido).*

Los alimentos naturales y el cáncer de mama

Creo que todos sabemos que las frutas y las verduras (repletas de importantes vitaminas, minerales, fibra y componentes fitoquímicos) son muy saludables, y no debe sorprendernos oír que contribuyen a reducir el riesgo de contraer la mayoría de los cánceres. A lo largo de toda mi vida he podido comprobar los mismos datos: una alimentación pobre (falta de frutas, verduras y cereales integrales) puede considerarse la responsable de una tercera parte de los cánceres que tienen lugar en todo el mundo. Algunas de las vitaminas, minerales y sustancias fitoquímicas presentes en las frutas y verduras actúan como antioxidantes que inhiben al menos un paso del proceso canceroso: el deterioro del ADN.

¿Qué es un antioxidante?

Un antioxidante es cualquier sustancia que, presente en bajas concentraciones, en comparación con las sustancias oxidables (tales como las proteínas, los lípidos o los hidratos de carbono) es capaz de retardar o prevenir de manera considerable la oxidación de otras. Los antioxidantes protegen al organismo del deterioro del oxígeno neutralizando los efectos dañinos de los radicales libres. Éstos son producidos por los procesos normales del organismo y por riesgos externos (como la luz ultravioleta, los rayos X y otras radiaciones, el calor, el humo del tabaco, el alcohol y algunos agentes contaminantes). La Agencia Norteamericana de Alimentos y Medicamentos reconoce cuatro antioxidantes presentes en los alimentos: la vitamina C, la vitamina E, la vitamina A (el betacaroteno es un precursor de ella) y el selenio.

Se sabe que los carotenoides (familia de agentes fitoquímicos que incluye el betacaroteno) reducen el deterioro oxidativo del ADN y estimulan el sistema inmunitario, lo que contribuye a prevenir el cáncer. Los carotenoides y la vitamina C se encuentran sobre todo en las frutas y en las verduras.

¿Pero qué ocurre con el cáncer de mama? ¿Pueden ciertos productos naturales o ciertas verduras o frutas reducir el riesgo de desarrollar cáncer de mama? Recientemente, los investigadores han extraído diversas conclusiones a partir de un gran estudio llamado «Estudio de la salud de las enfermeras», realizado en Estados Unidos por el Instituto Nacional de la Salud, en el que se siguió el estado de salud de 89.494 mujeres enfermeras, sus ingestas a largo plazo de vitaminas A, C y E y los índices de cáncer de mama en ellas. Los resultados más esperanzadores se dieron en las mujeres premenopáusicas. Este grupo, que tomó cinco o más raciones diarias de frutas y verduras, tuvo un índice algo menor de cáncer de mama que el grupo que tomó menos de dos raciones diarias de esos alimentos a lo largo de todo el estudio. La ingesta de betacarotenos procedentes de los alimentos y suplementos, así como de vitamina A de los alimentos, se asoció en cierta medida a una reducción del riesgo de padecer cáncer de mama (incluso después de haber tenido en cuenta la edad, el consumo total de calorías, la edad de la menarquía [primera menstruación], el historial familiar de cáncer de mama, la ingesta de alcohol y el índice de masa corporal [asociación entre peso y talla] a los 18 años).

Las vitaminas antioxidantes, los carotenoides y el cáncer de mama

Son numerosos los investigadores que sospechan que existe una asociación entre antioxidantes, carotenoides y cáncer de mama, pero hasta ahora no contamos con estudios concluyentes. Es posible que necesitemos observar sus efectos (en los alimentos) sobre el cáncer de mama sólo en mujeres premenopáusicas.

Existe un reciente estudio que aporta algunos resultados esperanzadores. Unos investigadores de la Universidad de Harvard estudiaron a 2.697 mujeres con cáncer de mama invasivo (748 de ellas eran premenopáusicas y 1.913, postmenopáusicas). Descubrieron que existe una asociación entre ingestas mayores de carotenos alfa y beta, luteína y zeaxantina, vitamina C y vitamina A y un menor riesgo de contraer cáncer de mama, especialmente entre mujeres premenopáusicas con un historial familiar de esa enfermedad. Estudiaron también la ingesta de frutas y verduras y descubrieron que las mujeres premenopáusicas que tomaban cinco o más raciones al día tenían un riesgo moderadamente menor de contraer cáncer de mama que las que tomaban menos de dos raciones diarias. Una vez más, esa relación era más intensa entre las mujeres premenopáusicas con un historial familiar de este tipo de cáncer (*Journal of the National Cancer Institute*, 17 de marzo de 1999).

En la actualidad, se está llevando a cabo un interesantísimo estudio en el AMC, Centro de Investigación del Cáncer de Colorado, con mujeres que tienen un alto riesgo de desarrollar cáncer de mama. El objetivo del estudio es descubrir si el riesgo de esta enfermedad disminuye cuando se toman más frutas y verduras, y si el hecho de tomar 10 o más raciones diarias se aproxima a la cantidad ideal para ese propósito (supongo que habrás oído o visto la campaña «cinco al día», basada en la recomendación de tomar como mínimo cinco raciones diarias).

Ya han obtenido buenos resultados que divulgar. Tras sólo dos semanas de la dieta «10 o más raciones diarias de fruta y verdura», en las mujeres que la siguieron se observó un significativo descenso en el nivel de cierto tipo de deterioro celular asociado al desarrollo del cáncer.

Sé lo difícil que me ha sido conseguir tomar las cinco raciones diarias de fruta y verdura… de modo que puedo imaginar lo difícil que fue para las mujeres del estudio tomar diez raciones.

Ellas nos demostraron que puede hacerse; además, consiguieron estar de mejor humor, tener muchísima energía y sentirse mejor que nunca. Pero algunas confesaron que era muy aburrido preparar todas esas raciones de verdura y de fruta y pedían recetas. En **Diez pasos hacia la libertad** (capítulo 4), se proporcionan maneras rápidas y sencillas de tomar más fruta y verdura… Apenas tendrás que mover un dedo.

Los lignanos y el cáncer de mama

Los lignanos son fitoestrógenos que posiblemente tienen efectos anticancerígenos. Funcionan como antioxidantes: previenen ciertos cambios celulares que pueden conducir a un cáncer. Las mujeres que toman alimentos ricos en lignanos son menos propensas a desarrollar cáncer de mama que aquellas que los tienen en su organismo en menor cantidad (*Harvard Health Letter,* marzo 1997).

Los lignanos se encuentran en ciertas frutas y verduras, así como en algunas legumbres, semillas y cereales integrales:

- Frutas: peras, ciruelas.
- Verduras: espárragos, remolacha, guindilla, brócoli, zanahorias, coliflor, ajo, puerros, lechuga iceberg, cebollas, tirabeques, calabaza, boniato, nabo y algas deshidratadas (mekuba e hijiki).
- Legumbres: soja, lentejas, alubias, habas, judías pintas y habichuelas.
- Cereales integrales: trigo, avena, arroz integral, maíz, centeno, cebada, triticale, sorgo.
- Semillas: semillas de lino, de canola y de girasol, cacahuetes.

Las semillas de lino y el cáncer de mama

Las semillas de lino contienen sustancias extraordinarias, como fibra soluble (ayudan a conseguir una rápida sensación de saciedad, contribuyen al movimiento intestinal y reducen el colesterol malo), ácido alfalinolénico (una planta con ácidos grasos omega 3 que contribuye, además, a reducir el riesgo de padecer cardiopatías, y lignanos. En mi opinión, en el futuro oiremos hablar mucho de las semillas de lino.

Las semillas de lino contienen unas 800 veces más lignanos que otros alimentos. Investigadores de la Universidad de Toronto descubrieron que estas semillas reducen el desarrollo de cáncer de mama en las ratas en más de un

50% *(Flaxseed in Human Nutrition, ADCS Press).* Tendremos que esperar a ver los resultados en estudios con seres humanos (se están realizando) para saber si las propiedades anticancerígenas de estas semillas dan resultados más allá de los realizados con ratas.

La grasa y el cáncer de mama

Existen tres maneras en las que la grasa puede influir en el riesgo de sufrir cáncer de mama: la cantidad de grasa en nuestro organismo, la cantidad total de grasa que ingerimos en los alimentos y el tipo de grasa que tomamos. Todavía no tenemos todos los detalles, pero, según parece, para evitar el cáncer debemos hacer lo que hacemos para evitar las enfermedades cardiovasculares: esforzarnos por evitar tomar alimentos ricos en grasas animales y grasas saturadas.

Cantidad de grasa

Los estudios realizados en animales han demostrado que la incidencia de tumores cancerosos se eleva cuando más del 25% de las calorías que ingerimos proceden de las grasas. Si bien los análisis llevados a cabo en animales y en humanos vinculan el consumo elevado de grasas con una incidencia mayor de cáncer de mama, en los grandes estudios controlados realizados con mujeres no se ha podido demostrar esa vinculación. Tras haber analizado conjuntamente muchos de los diferentes estudios sobre cantidad de grasa acumulada y cáncer de mama, los investigadores concluyeron que reducir la grasa por debajo de un 20% del total de calorías puede reducir el riesgo de desarrollar cáncer de mama (*Journal of the National Cancer Institute* 91:529, 1999).

¿Cómo es posible que la cantidad de grasa influya en el riesgo de padecer cáncer de mama? Una de las explicaciones más creíbles es que tomar mucha menos grasa (menos del 20% total de calorías) puede representar tomar menos calorías en general. Tomar menos calorías conduce a un menor almacenaje de tejido adiposo (menor grasa corporal) y producción hormonal. La grasa extra acumulada alrededor del abdomen va asociada a un nivel más alto de estrógenos disponibles y a un mayor riesgo de sufrir cáncer de mama en mujeres posmenopáusicas.

Hay otra cosa importante que hay que tener en cuenta: cuando la gente intenta reducir la grasa en su alimentación (si lo hace de manera correcta), aumenta la ingesta de vegetales, y así se incrementan en su organismo las vitaminas, los agentes fitoquímicos y la fibra (todo ello puede asociarse a una disminución del riesgo de desarrollar cáncer de mama).

Todo el mundo está de acuerdo en que se necesitan estudios más amplios y a más largo plazo. En 1994, la organización Women's Health Initiative, del Instituto Nacional de la salud norteamericano inició un estudio con un grupo de participantes que consumían menos de un 20% del total de calorías procedentes de las grasas. Sin embargo, muchos estudios demostraron una débil asociación entre el cáncer de mama y la cantidad de grasa que consumimos.

Consumir sólo un 20% de calorías procedentes de las grasas es algo bastante asequible para algunos norteamericanos motivados, por ejemplo. Pero consumir mucho menos de esa cantidad es pasarlo mal. Si tomas alrededor de un 20 o un 25 % de calorías procedentes de las grasas significa que comes un poco de carne, algunos productos lácteos y otros de tus alimentos favoritos (y, además, un poco de chocolate). Tomar menos de un 10 % de calorías procedentes de grasas significa el fin de los hábitos alimentarios que seguías antes.

Tipos de grasas

Las grasas que debes vigilar son las grasas saturadas y los llamados ácidos grasos trans. Existe una importante correlación entre la tasa de mortalidad por cáncer de mama ajustada por edad y las grasas animales (a más grasa animal, mayor tasa de mortalidad). Esta correlación se acentúa cuando se supera la menopausia (*Medical Clinics of North America*, 77.725, 1993). Cuando los investigadores analizaron 12 estudios controlados sobre dieta y riesgo de cáncer de mama, vieron que había dos factores nutricionales vinculados al riesgo de desarrollar esta enfermedad: en las mujeres posmenopáusicas, las grasas saturadas aumentaban el riesgo, mientras que las dosis elevadas de vitamina C lo disminuían. Eso probablemente se debía al aumento en la dieta de frutas y verduras (*Journal of the National Cancer Institute*, 82:651, 1990).

Se ha comprobado que tomar alimentos más ricos en ácidos grasos omega 3 que en ácidos grasos omega 6 inhibe el crecimiento de cáncer de mama en las ratas. Asimismo, existen pruebas de que los ácidos grasos omega 3 inhiben el crecimiento de células de cáncer de mama tanto en pruebas de laboratorio in vitro como en explantes de tejido humano. (*Eu J Cancer*, noviembre 1998).

La grasa corporal

El exceso de grasa en torno a la cintura se vincula a una elevada producción de estrógenos. En las mujeres posmenopáusicas, en cambio, parece aumentar el riesgo de padecer cáncer de mama.

La fibra y el cáncer de mama

En las primeras fases del cáncer de mama, algunos tumores están estimulados por un exceso de estrógenos en el torrente sanguíneo, de modo que es posible que ciertos componentes de la alimentación ayuden a prevenir el desarrollo de este tipo de tumores. Uno de esos componentes es la fibra, pero no cualquier tipo de fibra, sino la que está presente en el trigo. Hay científicos que consideran que la fibra puede dificultar el crecimiento de tumores de mama en fase inicial al unirse con los estrógenos en el intestino y evitar que un exceso de éstos sean absorbidos y luego conducido a través del flujo sanguíneo.

Hace aproximadamente unos diez años, en la revisión y análisis de 12 estudios se encontró una asociación entre una dieta rica en fibra y un menor riesgo de desarrollar cáncer de mama. En uno de ellos se vio incluso una asociación entre el aumento de fibra en la dieta y la reducción del nivel sérico de estrógenos, mientras que las calorías procedentes de las grasas no cambiaban (*American Journal of Clinical Nutrition*, 54:520, 1991). Se determinó que la asociación entre fibra y estrógenos parecía depender de la cantidad de fibra de trigo, así como del tiempo que se tomaba dicha fibra.

Personalmente, espero que exista esa conexión. Tomar más fibra es algo que todos deberíamos hacer de todos modos, sobre todo si lo hacemos tomando más frutas, más verduras y más cereales integrales. Pero enseguida apareció otro estudio que cayó como un jarro de agua fría sobre nuestras esperanzas: los investigadores que analizaron los datos del estudio de las enfermeras del *Nurses' Health Study,* concluyeron en 1992 que la ingesta de fibra no influía en el riesgo de padecer cáncer de mama entre mujeres de mediana edad.

La fibra nos ayuda a comer menos

Tomar más fibra hace que comamos menos y también a que absorbamos menos calorías. Y lo hace en parte reduciendo el nivel de insulina que circula en la sangre (la insulina estimula el apetito).

La fibra hace que aumente el volumen de lo que hemos ingerido, llena el estómago, lo que nos produce una sensación de saciedad. En un estudio se comprobó que la gente almuerza menos después de haber tomado un desayuno rico en fibra (*American Journal of Clinical Nutrition,* diciembre 1989). Hay científicos que deducen que la fibra puede incluso acelerar el tiempo que los alimentos permanecen en los intestinos, lo cual reduciría el número de calorías absorbidas.

El alcohol y cáncer de mama

Si bien no se consideran pruebas definitivas, existe un gran número de estudios de población y de laboratorio que muestran que el alcohol puede influir en la aparición, estimulación y progresión del cáncer.

Tal vez consideres que el abuso de alcohol está vinculado al cáncer de hígado, pero lo cierto es que también lo está al cáncer de mama y a los cánceres de colon, boca, esófago, faringe, laringe, sistema digestivo, vejiga y pulmón. Y, según parece, el alcohol y el tabaco juntos ofrecen más posibilidades de causar cáncer que cualquiera de ellos por separado.

Éstas son algunas de las formas en las que el alcohol puede asociarse con el cáncer:

- El alcohol se descompone en el organismo en una sustancia llamada acetaldehído, que, según estudios de laboratorio, tiene efectos carcinógenos.
- El alcohol deprime el sistema inmunitario, reduciendo la capacidad del organismo para reconocer y eliminar las células cancerosas.
- El alcohol, según parece, disminuye los niveles de vitamina A y E (dos antioxidantes que juegan un papel muy importante en la prevención del cáncer).
- Se ha determinado que las mujeres que tomaban 60 ml diarios de alcohol (cantidad equivalente a dos copas) durante tres meses tenían un nivel más alto de estrógenos que las no bebedoras.
- Las bebidas alcohólicas pueden contener otros ingredientes (nitrosaminas, por ejemplo), asociados a la formación de células cancerosas.

En el estudio realizado con enfermeras, el *Nurses' Health Study*, se descubrió que las mujeres que tomaban una o dos copas al día tenían un índice un 50 % más alto de padecer cáncer de mama. Según parece, beber cerveza conlleva un riesgo mayor, tanto en el hombre como en la mujer, que otras bebidas alcohólicas.

El aumento de peso y el cáncer de mama

La mayoría de nosotras no necesitamos que ninguna investigación nos diga que a las mujeres nos es más fácil tener sobrepeso que a los hombres. Una de las razones de esta diferencia entre hombres y mujeres respecto a la obesidad pueden ser las fluctuaciones de hormonas reproductoras que tienen lugar en nuestro organismo a lo largo de la vida, unos cambios que predisponen al sobrepeso. Pero no vamos a perder el tiempo discutiendo *por qué* les es tan fácil a algunas mujeres ir ganando kilos con el paso del tiempo, sino si ello incrementa el riesgo de sufrir cáncer de mama.

Puede que todo se deba a que la grasa del organismo produce estrógenos. La teoría es que el aumento de peso incrementa el riesgo porque la grasa corporal produce estrógenos, cuyo exceso puede estimular el desarrollo de tumores en las mamas. Los investigadores de Harvard hicieron patente, tras observar a más de 95.000 enfermeras durante 16 años, que el 16% de todos los cánceres de mama en mujeres posmenopáusicas podían deberse al sobrepeso. Existen diversas posibles razones que avalan esa asociación:

- los tejidos grasos acumulan carcinógenos químicos;
- tomar un exceso de calorías puede favorecer la multiplicación celular;

- la acumulación de grasa puede estimular una producción extra de estrógenos (y un nivel alto de estrógenos estimula el crecimiento de algunos tumores de mamas).

En el capítulo 4, encontrarás todo un apartado dedicado a lo que puedes hacer al respecto.

La soja, los estrógenos y el cáncer de mama

Los fitoestrógenos son un tipo de compuestos químicos que se encuentran en los vegetales. Los alimentos a base de soja contienen una variedad de fitoestrógenos: las isoflavonas. Hay estudios que avalan que las isoflavonas de la soja inhiben el desarrollo del cáncer de mama. Estas sustancias son estructuralmente similares a los estrógenos, y los investigadores sospechan que los estrógenos más débiles de las plantas funcionan también como antiestrógenos con el fin de competir con los estrógenos más potentes que circulan por nuestro organismo.

Algunos investigadores sugieren que una alta ingesta de soja protege contra el cáncer de mama, pero es algo difícil de probar. Lo que sí podemos decir es que si se incluyen en la dieta alimentos con soja, el nivel hormonal cambia y el resultado es un ciclo menstrual más largo en mujeres premenopáusicas (lo que está relacionado con un menor riesgo de sufrir cáncer de mama).

Fuentes alimentarias de vitamina E

La vitamina E se encuentra en cantidades importantes en los cereales integrales. El molido y blanqueo del trigo para elaborar harina blanca elimina gran parte de la vitamina E que contiene este cereal. Las nueces, las semillas (y los aceites elaborados a partir de ellas), el pollo, el pescado y los huevos son alimentos que aportan vitamina E a la dieta.

Resumen

Los informes epidemiológicos realizados han resultado contradictorios. Un investigador manifiesta que los estudios centrados en un solo nutriente a menudo fracasan a la hora de admitir las posibles interacciones entre los nutrientes (como sucede entre los ácidos grasos y las vitaminas antioxidantes). El problema es que los investigadores suelen más bien estudiar el efecto de un nutriente específico sobre una enfermedad o el riesgo de contraerla. Un oncólogo británico hizo un llamamiento para estudiar el efecto de una ingesta menor de grasa junto a una dieta rica en ácidos grasos omega 3, vitamina E y retinoide, una combinación que consideraba que aumentaría su efectividad (*Eu J Cancer*, noviembre 1998).

Una buena dieta fortalece las defensas del organismo frente a los ataques ambientales, sean cuales sean. Mientras los científicos aclaran qué sustancias o componentes son carcinógenos, lo más sensato es estar a la defensiva. En el capítulo 4 descubrirás qué significa esto.

Capítulo 3

Todo lo que siempre quisiste preguntar a un dietista sobre cómo prevenir el cáncer de mama...

¿Qué cánceres son los que tienen más vinculación con lo que comemos?

Los cambios en la alimentación para reducir el riesgo de desarrollar un tumor canceroso tienen más que ver con los cánceres de mama, de colon y de próstata (*Cancer*, 1998; 83:1425-32).

¿Es cierto que la soja puede ayudar a prevenir el cáncer de mama?

Gran parte del interés en la soja se basa en los estudios que han demostrado que las poblaciones que toman mucha soja tienen una incidencia mucho menor de cáncer de mama y de próstata (de 4 a 10 veces menor). Los investigadores han estudiado los agentes químicos de la planta con el fin de determinar sus efectos positivos sobre la salud, y han descubierto que la planta de la soja contiene diversos componentes anticarcinógenos: inhibidores de la proteasa (que pueden disminuir el índice de división de las células cancerosas), los fitoesteroles (que según parece bloquean los estrógenos), las saponinas (que pueden evitar que las células cancerosas se multipliquen), los ácidos fenólicos, el ácido fítico y las isoflavonas. Estas últimas tienen una estructura similar a un tipo de estrógenos. Algunos investigadores indican que las isoflavonas (en mujeres premenopáusicas) disminuyen los niveles de estrógenos capaces de unirse a los sitios receptores, pues tienen una doble actividad que les permite competir con los estrógenos. La soja ha mostrado en análisis de laboratorio que ejerce una actividad anticarcinógena que incluye a los cánceres de mama, así como a los de próstata y colon. Y en algunas pruebas preliminares con seres humanos la soja demostró que puede inhibir ciertos cánceres. Las investigaciones acerca de la soja y el cáncer de mama siguen siendo dispares, en especial con respecto a mujeres que tienen o han tenido alguna vez cáncer de mama. La mayoría de los investigadores coinciden en que son necesarios más trabajos en torno al tema antes de poder dar unas recomendaciones dietéticas específicas. Mientras, lo más acertado es incluir en la dieta una gran variedad de leguminosas, entre ellas la soja.

¿Qué sucede cuando tras la menopausia no se tiene un alto nivel de estrógenos en el organismo? ¿Pueden los fitoestrógenos, como, por ejemplo, las isoflavonas, pasar de ser antiestrógenos a ser proestrógenos y estimular el desarrollo de cánceres estrógenodependientes?

Se trata de un tema complicado que sigue investigándose. Antes de la menopausia, se cree que los estrógenos presentes en los vegetales, como, por ejemplo, las isoflavonas, sustituyen a las formas de estrógeno corporal más potentes e inhiben el desarrollo de cánceres estrógenodependientes. Pero ¿puede el organismo confundir esos fitoestrógenos con formas más potentes de estrógeno que el cuerpo no produce tras la menopausia? Ésa es la gran pregunta. Algunos investigadores consideran que no es un tema preocupante si las isoflavonas que se toman son las que contienen los alimentos, pero... puede serlo si las isoflavonas se toman de manera aislada como suplementos dietéticos.

Volvamos un momento al principio. En los estudios de población en los que las participantes consumían soja en cantidades elevadas, ¿existía una mayor incidencia de cáncer de mama tras la menopausia? Dos recientes estudios de población dicen que no. En un estudio se descubrió que el riesgo de desarrollar cáncer de mama disminuía con una ingesta mayor de tofu, tanto en las mujeres premenopáusicas como en las posmenopáusicas. Hay que estar atentas a toda la información que nos vaya llegando sobre la soja y las mujeres posmenopáusicas, una vez estén disponibles los resultados de las investigaciones que se están llevando a cabo a día de hoy.

¿Algunos alimentos con soja son mejores que otros?

Los productos de soja fermentada, como, por ejemplo, la salsa de soja, tienen una composición diferente a la de la soja no fermentada. Aún no se sabe cómo afecta esto a las posibles propiedades anticarcinógenas de la soja. Fabricantes e investigadores están dando a conocer el contenido de isoflavonas de diversos productos elaborados con soja. Pero creo que, como todos podemos imaginar, seguramente es mejor obtener la ración de soja diaria de productos como leche de soja, el tofu, el *tempeh* y el *miso* que de harina de soja, salsa de soja rica en sodio o el muy calórico aceite de soja. Según la base de datos del Departamento de Agricultura Norteamericano-Universidad del Estado de Iowa sobre el contenido de isoflavonas en los alimentos, los siguientes son los que contienen mayor cantidad:

La **soja cocida o bien la soja tostada** empieza a estar disponible en la mayoría de los supermercados. Incluso se puede encontrar soja biológica en lata. También se encuentra soja en vaina congelada, que se cocina con vaina, después se desgrana y se utiliza la semilla para prepararla de diferentes maneras. Puede añadirse al arroz o a los guisos, o bien comerlas tal cual, como guarnición. La soja tostada puede tomarse sola, como tentempié, o bien añadirla a la ensalada.

El **tofu,** el «queso» carnoso elaborado a partir de la leche de soja, absorbe el sabor de cualquier otro alimento con el que se cocine. Se prepara con una textura blanda o bien con otra más firme. El tofu blando (o de seda) puede tomarse en puré con otros ingredientes, mientras que la textura más firme se presta más a tomarlo en dados o troceado. Unos 100 g contienen 150 calorías aproximadamente.

La **leche de soja** se puede conseguir en la sección de lácteos de la mayoría de los supermercados. La leche de soja fresca (generalmente en paquete de cartón) suele tener bastante mejor sabor. Este tipo de leche puede utilizarse para hacer batidos, pudines y para cocinar o preparar postres al horno.

Miso ¿Has oído hablar del *miso*? El miso es una pasta salada que se obtiene de la soja fermentada y que aporta sabor a todo tipo de platos (salsas, sopas, postres, marinadas y demás). Contiene una gran cantidad de sodio (alrededor de 600 mg por cucharada).

¿Y qué ocurre con las nitrosaminas?, ¿son preocupantes?

En la década de 1970, los científicos detectaron nitrosaminas (se sabe que son compuestos carcinogénos) en muchos alimentos de gran consumo (beicon y salchichas, carne de cerdo curada, carnes ahumadas y alimentos semejantes). De todos ellos, el beicon o panceta es el que más nitrosaminas contiene. Las nitrosaminas se forman a partir de la descomposición de los nitritos y los nitratos, agentes químicos que se utilizan para curar y conservar la carne y los embutidos. Se emplean para que las carnes tengan un aspecto rosado y para protegerlas del botulismo (enfermedad grave causada por una toxina bacteriana). Sin embargo, existen unas cuantas sustancias que ayudan a detener la formación de nitrosaminas (de los nitratos y nitritos). Algunos fabricantes de cárnicos, por ejemplo, añaden a sus productos estas sustancias:

- **Vitamina C y E (antioxidantes).** En las etiquetas no veremos «vitamina C o E», sino sus nombres químicos: ácido ascórbico o ascorbato (vitamina C), o tocoferol (vitamina E).
- **Ácidos hidroxicinámicos y ácidos clorogénicos (se encuentran en las frutas y verduras).** Si tu panceta o beicon favoritos o las salchichas bajas en grasas

que compras no contienen estas sustancias, añádelas tú. Cómelas con un poco de fruta y de verdura rica en vitamina C (se encuentran en los cítricos y en las verduras de hoja verde).

¿Las carnes a la parrilla o a la barbacoa pueden contribuir a la aparición del cáncer?

Últimamente, las carnes a la parrilla o a la barbacoa tienen mala reputación porque se ha sabido que la apetitosa parte chamuscada que se forma contiene sustancias carcinógenas. Cuando las carnes se ahúman o se carbonizan, esas sustancias, llamadas hidrocarburos policíclicos aromáticos (APH), se depositan en la superficie de los alimentos. Al igual que las nitrosaminas, se ha demostrado que los APH son carcinógenos; sin embargo, nos deben preocupar más las aminas heterocíclicas (HA). Éstas causan mutaciones genéticas celulares, que aparecen cuando las altas temperaturas a las que se someten los alimentos se combinan con aminoácidos, principalmente la creatina (presente en la sangre y los músculos de los animales). Por el momento sabemos que las HA producen tumores en los animales y que están asociadas a los cánceres del sistema gastrointestinal.

Hay estudios de laboratorio que muestran cierta relación entre las HA y los tumores de mama. Se cree que las HA unidas a la grasa de los alimentos es lo que produce el desarrollo del cáncer. Los últimos adelantos científicos realizados con las HA harán que desees que la cafeína te mantenga despierto por la noche. La misma enzima que descompone las HA de manera rápida para deshacerse de ellas es la que descompone la cafeína. Los investigadores han descubierto que los animales que descomponen las HA de manera rápida son, según parece, un riesgo mayor por las HA que provocan cáncer, al contrario de aquellos animales que llevan a cabo una descomposición lenta (metabolizadores lentos). En un reciente estudio realizado con ratas hembras, se observaron más cánceres de mama en los animales considerados metabolizadores rápidos que en los lentos (Dr. Madhu Purewal, del Anderson Cancer Centre, Houston, Texas).

¿Cómo sabes si eres un «metabolizador rápido»? Si puedes tomar una bebida con cafeína (por ejemplo, café, té o cola) a las 20:30 horas de la tarde y aun así dormir bien por la noche, entonces se considera que eres un «metabolizador rápido». Es muy importante que las HA no sean un ingrediente habitual en tu cena.

¿Qué puedes hacer? No hace falta que te deshagas de la parrilla. Como medida preventiva frente a la carne a la parrilla o a la barbacoa puedes hacer lo siguiente:

1. Opta por marinadas con poco aceite para evitar en lo posible que la grasa pase al carbón y se produzcan llamas.
2. Antes de marinar la carne y de asarla, retira la grasa visible.
3. Acompaña la carne con frutas y verduras ricas en vitamina C y betacarotenos.
4. Precocina la carne unos minutos en el microondas antes de colocarla en la parrilla. Así no sólo se reduce el tiempo que la carne pasa en la parrilla sino que también se eliminan los jugos, lo que reduce la cantidad de HA que pueden producirse.

5. No optes por usar cada día la barbacoa, sólo empléala los días especiales.
6. No cuezas demasiado la carne; por lo general, cuanto más hecha está más HA contiene.

¿Tienen HA el pescado y el pollo, los platos chamuscados, las tostadas o las verduras a la parrilla?

El pan y las verduras no contienen la cantidad de aminoácidos y creatina necesarios para crear las HA, pero sí el pescado y el pollo. Hay que recordar que las HA se forman cuando se cocina a altas temperaturas. Los platos chamuscados y los caramelizados quedan obviamente ennegrecidos, aunque, por lo general, sólo la parte externa, no la carne en sí. Y eso no representa fuentes significativas de HA.

¿Qué suplementos vitamínicos y minerales recomienda para mujeres realmente sanas?

De continuo aparecen nuevas investigaciones e informaciones en torno a suplementos vitamínicos y salud. Basándome en lo que sabemos a día de hoy, puedo recomendar algunos suplementos que podríamos considerar de sentido común. Son cosas que puedo explicar a cualquier persona interesada en estar lo más sana posible o a quienes deseen afrontar de la mejor manera posible una enfermedad crónica. La ingesta de nutrientes recomendada (RDA, según sus siglas en inglés) representa el nivel básico que satisface los requisitos nutricionales de las personas sanas. En muchos países, la mayoría de la población se queda corta a la hora de satisfacer ese nivel básico nutricional.

Otra cosa que hay que tener en cuenta es que la ingesta de nutrientes recomendada no se ideó para ayudar a sobrellevar las enfermedades crónicas. Algunos investigadores sugieren que tomar algunas vitaminas o minerales en cantidades superiores a las dosis recomendadas pueden contribuir a reducir el riesgo de diversas dolencias relacionadas con el envejecimiento. Los suplementos vitamínicos y mineralizantes estudiados hasta el momento son los compuestos de vitaminas E y C, de selenio y los carotenoides (familia de sustancias fitoquímicas a la que pertenece el betacaroteno).

Entonces ¿qué puedes hacer? Puedes aportar el mejor recurso, que es, y siempre será, la alimentación. Lo mejor es obtener esos importantes nutrientes y sustancias fitoquímicas de los alimentos, ya que en ellos se encuentran equilibrados, se producen de manera natural y en las cantidades adecuadas, y complementan los nutrientes y los agentes fitoquímicos que aún no hemos descubierto. Aparte de esto, sería buena idea tomar una suplementación de minerales, y considerar también tomar de 200 a 400 UI (unidad internacional) de vitamina E (o conjunto de tocoferoles), una cantidad que en las investigaciones ha demostrado su eficacia. Sin embargo, es muy difícil tomar exclusivamente de los alimentos más de 30 UI de vitamina E. Al igual que en todos los suplementos nutricionales, antes de empezar a tomar cualquier cantidad, tu médico, tu enfermera o bien tu farmacéutico es quien debe indicar la dosis. Tienes que asegurarte de que los suplementos que decidas tomar no interfieran en los medicamentos que tomas.

Sé que debo tomar más hortalizas, frutas y verduras, pero ¿qué ocurre con los residuos de los pesticidas y el riesgo de cáncer que conllevan?

Son menos de un 1 % el total de los cánceres atribuidos a pesticidas y otras sustancias químicas presentes en el aire, el agua, la tierra y los alimentos. Compara esa cifra con la del 60 - 70 % de todos los cánceres vinculados a factores de estilo de vida que tú puedes controlar. Sigue siendo una buena idea lavar bien todos los productos agrícolas que tomamos, cepillar la piel de la fruta y eliminar las hojas externas de las verduras, por ejemplo, pues de ese modo no sólo reduces los residuos de pesticidas, sino que además eliminas bacterias que pueden hacer que enfermes. Yo intento comprar alimentos propios de cada estación y no me fío demasiado de frutas exóticas importadas de países con una política relajada en torno al uso de pesticidas y seguridad alimentaria.

Me sorprendió leer en un informe de la Unión de Consumidores de Estados Unidos (*Consumer Union Reports*, marzo 1999) que, según sus investigaciones, se encuentran más pesticidas en los productos agrícolas nacionales que en los de importación, a excepción de las uvas, los tomates y las zanahorias. Recientemente, una comisión de expertos de Estados Unidos y Canadá, una vez revisados más de 50 estudios, llegó a la conclusión de que los beneficios de tomar frutas, hortalizas y verduras compensa con creces los riesgos potenciales de los pesticidas que contengan.

Esto no significa que no debamos intentar utilizar menos pesticidas. No se sabe exactamente cómo actúan en el cuerpo humano; quizás sería más importante saber de manera exacta cómo interactúan esas sustancias químicas entre sí. Ésa sería una de las razones por las que cada vez tenemos al alcance de la mano más y más productos de cultivo biológico. Te preguntarás cuáles son las frutas y verduras dentro de ese tipo de cultivo que nos aportan más beneficios y cuáles contienen más pesticidas dentro del cultivo convencional. En 1999 salieron a la luz dos informes, uno del Enviromental Working Group, una organización sin ánimo de lucro, y el otro de Consumers Union. Sus clasificaciones de frutas y verduras con los índices más altos de restos de pesticidas no concordaban entre sí, pero con las listas de ambas organizaciones puedes elaborar una propia con los productos que puedes comprar de cultivo biológico siempre que los encuentres y la economía te lo permita. Ambas organizaciones estuvieron de acuerdo en que manzanas, espinacas, melocotones, peras, uvas, apio y judías verdes eran los productos con más alto contenido en restos de pesticidas (Consumers Union destacó como los alimentos más «deshonrosos» de la lista los tomates, la lechuga y las zanahorias, pero el Enviromental Working Group no los nombraba entre sus «10 más terribles», mientras que sí citaba a las fresas y a las patatas en sus «10 destacables», productos que la otra organización no incluía).

Muchas de las indicaciones alimentarias para prevenir el cáncer de mama aconsejan tomar más alimentos de origen vegetal y menos de origen animal. ¿Aporta ese tipo de dieta las proteínas necesarias?

En Estados Unidos se suele sobrevalorar el consumo de proteínas. En primer lugar, la mayoría de la población occidental suele tomar el doble de las proteínas necesarias. El exceso de proteínas puede incluso estar vinculado a un gran número de problemas de salud. Los científicos solían pensar que era necesario tomar proteínas vegetales que complementaran en una misma comida las proteínas de origen animal (para crear proteínas «completas»). Ahora sabemos que esa complementación tiene lugar al cabo de muchas horas. Tomar a diario una amplia variedad de alimentos de origen vegetal te ayudará a obtener los aminoácidos esenciales que el organismo necesita para su desarrollo y buena salud.

¿Alguna pregunta más?

¿Tienes alguna pregunta acerca de la dieta y el cáncer de mama que no haya sido contestada aquí? Existen unos sitios magníficos donde pueden resolver tus preguntas; al final del capítulo 1 encontrarás una lista.

Capítulo 4

Diez pasos hacia la libertad

El cáncer aparece y se desarrolla de muchas maneras, la mayoría de las cuales no se acaban de entender todavía, y lo que funciona para una persona no lo hace para otra. Estamos muy lejos de contar con una protección garantizada contra el cáncer de mama, pero en este momento estamos intentando mejorar nuestros recursos contra el cáncer, incluyendo (o evitando) ciertos alimentos y nutrientes en nuestra alimentación.

Además de sugerirte algunos alimentos que pueden ayudarte, estos pasos pretenden ofrecerte cierta protección con una lista de cosas que debes evitar. Si tienes que elegir en qué centrar tu objetivo, elige tomar más alimentos que pueden protegerte contra el cáncer. ¿Por qué? Los efectos más importantes de la dieta parecen estribar en *inhibir* el proceso canceroso (*Food, Nutrition and the Prevention of Cancer: A global perspective*, 1997, American Institute of Cancer Research).

El informe citado fue pionero e innovador, ya que en él los científicos tras estudiar las investigaciones disponibles llegaron a algunas conclusiones de las que todos podemos beneficiarnos. Concluyeron que:

- Es «probable» que las verduras y las frutas disminuyan el riesgo de desarrollar cáncer de mama.
- Es «posible» que los carotenoides de los alimentos reduzcan el riesgo de desarrollar cáncer de mama.
- Es «posible» que la fibra limite el riesgo de desarrollar cáncer de mama.
- Es «posible» que el ejercicio físico reduzca el riesgo de desarrollar cáncer de mama.

(Todos estos puntos los encontrarás reflejados en los «Diez pasos hacia la libertad»).

¿Qué alimentos o suplementos alimentarios pueden aumentar el riesgo? El informe concluyó que:

- Es «probable» que el alcohol aumente el riesgo de desarrollar cáncer de mama.
- Es «posible» que el consumo de carne aumente el riesgo de desarrollar cáncer de mama.
- Es «posible» que tanto la grasa total y la saturada como la grasa animal aumenten el riesgo de desarrollar cáncer de mama.
- Es «probable» que la obesidad aumente el riesgo de desarrollar cáncer de mama.

(Todos estos puntos los encontrarás también reflejados en los «Diez pasos hacia la libertad»).

Si lees los siguientes «Diez pasos hacia la libertad», no podrás más que observar que muchos de esos pasos van encaminados a seguir una dieta basada en alimentos de origen vegetal. Esto es algo que puedes contemplar de dos maneras: tomar menos alimentos de origen animal o ingerir más alimentos de origen vegetal. Probablemente lo mejor sea hacer ambas cosas. No creas que se sugiere que debas eliminar de tu dieta la carne, sólo se afirma que estaríamos mejor si tomáramos porciones de carne más pequeñas y aprovecháramos cada ocasión para incorporar al plato alimentos de origen vegetal.

Pasos n.º 1 y 2: disfruta de una alimentación más rica en frutas y verduras

¿Por qué dedico un apartado a las frutas y verduras y hago de él un paso único? Pues porque estos alimentos son tan importantes que merecen encabezar esta lista de pasos y prioridades. Las frutas y las verduras son importantes en un plan nutricional defensivo; las frutas aportan una serie de nutrientes y agentes fitoquímicos, y las verduras, otros diferentes, pero tienen en común muchas sustancias protectoras de nuestro organismo. Ambos alimentos contienen potentes antioxidantes y también una gran variedad de fibra. En el capítulo 7, en el apartado «Los productos agrícolas más potentes» encontrarás un listado de frutas y verduras repletos de antioxidantes, carotenoides y otros importantes agentes fitoquímicos.

Más de cien estudios de investigación indicaron que las personas que tomaban mucha fruta y verdura tenían un 50 % menos de probabilidades de desarrollar un cáncer que las que apenas ingerían estos alimentos. Hay quien toma suplementos alimenticios pero no toma fruta y verdura. El problema reside en que quizás los beneficios que aportan algunas frutas y verduras todavía no se han podido desligar y estudiar por separado, ni tampoco si el beneficio proviene de la interacción de diversos nutrientes contenidos en ellos. De modo que hazte un favor a ti mismo: toma fruta y verdura y evita la mayoría de los suplementos que están tan de moda.

¿Cuánta fruta y cuánta verdura?

Intento siempre no volver a inventar la rueda, así que utilizaré las directrices dietéticas de los departamentos de Agricultura, Salud y Servicios Sociales de Estados Unidos, que igual que otros muchos indican que hay que tomar cada día de dos a cuatro raciones de fruta y de tres a cinco de verdura. Las raciones deben basarse en la necesidad energética de cada uno. El eslogan «cinco al día» del que quizás hayas oído hablar (consiste en tomar cinco raciones diarias de fruta y verdura) se basa en la idea de tomar la cantidad mínima de cada uno de estos grupos de alimentos y unirlos. Sin embargo, cuando se trata de prevenir el cáncer de mama, lo que haremos es consumir la mayor cantidad de cada grupo: cuatro raciones de fruta y cinco de verdura al día.

Tengo que admitir que esto es un tanto duro de seguir, pero aspirar a hacerlo ya constituye en sí un gran hábito alimentario. De lo que me he dado cuenta es de que si me esfuerzo en adecuarme a esas nueve raciones diarias lo que consigo es al menos tomar menos alimentos que, en términos de nutrición, no me aportan nada bueno.

Diez maneras seguras de llevarlo a cabo

La mayoría de nosotros ya somos conscientes de que debemos tomar más fruta y verdura, pero una cosa es saberlo y otra hacerlo. ¿Por qué no lo hacemos? Unos dicen que porque estos alimentos no son tan cómodos como los tentempiés preparados y la comida rápida; otros, porque simplemente no tienen el hábito de tomarlos. Yo creo que todos comeríamos más frutas y verduras si nuestras madres nos lo prepararan, o alguien empleara el tiempo necesario en elaborar macedonias o ensaladas coloridas, aperitivos sanos, guarniciones sabrosas o entrantes originales y apetitosos. Eso requiere tiempo, talento y mucho amor.

Aquí tenemos unas cuantas maneras de hacer nosotros mismos de «mamás» y procurarnos más fruta y verdura:

1. Guarda en tu escritorio o en la guantera del vehículo unos cuantos frutos secos: duran semanas.
2. Compra zanahorias pequeñas y tallos de apio y sácalos antes de comer para tomarlos junto a una salsa fácil de preparar (puedes mezclar una preparada con un poco de crema de leche desnatada).
3. El domingo, o en cualquier momento del principio o del final de la semana, prepara una gran ensalada de espinacas o de cualquier tipo de lechuga y consérvala (sin aliñar) en un recipiente hermético. Así tendrás una ensalada crujiente preparada en un momento.
4. De vez en cuando ve a la frutería o al supermercado y escoge las verduras de temporada más frescas y sabrosas que encuentres. Pero la fruta no hay que conservarla en un recipiente; tienes que acordarte de

71

sacarla y ofrecerla como tentempié a toda la familia. Añade unas rodajas de fruta a cada comida o cena.

5. Con un cuchillo y unos cuantos cortes puedes convertir unas piezas de fruta en una macedonia maravillosa. Viértele por encima un poco de limón, de piña o de zumo de naranja y mézclalo todo bien (la vitamina C evita que se oxide y se ennegrezca).

6. En invierno, compra también tu fruta favorita, pero congelada o enlatada en su jugo, sin azúcar añadido.

7. Conserva en el frigorífico de casa o del trabajo tus zumos de fruta favoritos (asegúrate de que sean 100 % fruta). Puedes comprarlos en raciones individuales para poder llevarlos contigo.

8. Intenta incluir una verdura en cada comida.

9. Cuando comas fuera de casa, en un restaurante o en un bar, pide algún plato de verdura.

10. Disfruta de la fruta en el postre o añádele fruta siempre que puedas. Para obtener ideas lee el fragmento del capítulo 7 «Comprar de una manera golosa».

El experimento de las grandes ensaladas

¿Qué es lo que pide la mayoría de la gente para completar un plato principal? ¡Una ensalada verde, por supuesto! Cuando vas a una fiesta, a un restaurante, o a una de esas cenas en las que cada uno lleva un plato, seguro que te quedas embelesado mirando las ensaladas o la fruta fresca.

Un día, mientras contemplaba un cuenco de macedonia vacío que había preparado el día anterior, creé mi propia hipótesis:

Si la gente tuviera en el frigorífico unas maravillosas ensaladas de frutas y verduras ya preparadas y lo único que hubiera que hacer fuera tomar un tenedor y un cuchillo, se sorprendería de ver cómo come mucha más fruta y verdura de la que nunca habría pensado.

Para conseguir eso, sólo necesitas que te recuerde el poco tiempo que se necesita para preparar una buena ensalada. Sólo es necesario invertir unos 10 minutos cada dos o tres días. Lavas, troceas y mezclas y tiene una magnífica ensalada lista para consumir durante unos cuantos días.

Algunas sugerencias de ensaladas

Yo preparo las ensaladas cuando llego del supermercado. Cuando desempaquetas todo, colocas la fruta y la verdura en la encimera de la cocina y luego lavas, cortas y mezclas. Creo que una vez van a parar al cajón de la verdura, sólo hay un 50% de posibilidades de que vuelvas a sacarlas.

Si no puedo prepararlas justo al llegar de la compra, entonces espero a que los niños se vayan a la cama (y a veces también mi marido), y cuando la casa está tranquila, me coloco delante de la tabla de cortar y de la televisión con toda la fruta y la verdura y empiezo a pelar y a trocear mientras veo algún programa que me guste.

¿Las patatas cuentan?

Hay un organismo de investigación del cáncer que indica que las patatas no son válidas dentro del cómputo total de frutas y verduras. ¿Podría deberse a que en la mayoría de los países occidentales más de la mitad de las patatas que se consumen son patatas fritas? Las patatas aportan vitamina C, fibra y nutrientes, y son una de mis guarniciones favoritas. Pero si hablamos de patatas fritas, es muchísimo mejor llenar el plato de verduras ricas en nutrientes (brócoli, espinacas, coliflor y zanahorias).

Paso n.º 3: introduce en tu alimentación diaria un alimento rico en carotenoides

Es «posible» que los carotenoides (familia de sustancias fitoquímicas) disminuyan el riesgo de contraer cáncer de mama. Por el momento tan sólo podemos basarnos en ello. Cuando propongo que introduzcas en tu dieta alimentos ricos en carotenoides, me refiero a que comas más cantidad de ciertas frutas y verduras, alimentos que, además, contienen otros muchos elementos nutricionales que los hacen igualmente valiosos.

Mucha gente ha oído hablar de unos miembros de la familia de los carotenoides muy famosos: los betacarotenos, aunque existen otros muchos carotenos que están siendo estudiados. Según parece, parte de las propiedades de los carotenos residen en la manera en que interactúan. Por ello, es muy probable que tomar una dieta rica en carotenos sea mucho más beneficioso para el organismo que tomar una pastilla de betacarotenos (en el capítulo 7 encontrarás una lista de alimentos ricos en carotenoides).

Las verduras crucíferas (la familia de las berzas y las coles) también ofrecen, al parecer, múltiples beneficios para combatir el cáncer. Contienen un fitonutriente natural llamado indole-3-carbinol que actúa como un agente antiestrogénico y un activo anticancerígeno. ¿Contribuyen a evitar el cáncer de mama? Parece ser que ésa es una idea bastante consolidada. Los estudios realizados han vinculado a los indoles con la reducción del riesgo de padecer cáncer de mama y de próstata. En los experimentos realizados con ratones, se descubrió que el indole-3-carbinol puede ayudar a prevenir el cáncer de cuello de útero. Otros investigadores consideran que puede ser un potente agente químico protector contra el cáncer de próstata, al inhibir el crecimiento de las células cancerosas de la próstata y protegerlas del estrés oxidativo.

Los cítricos, como la mayoría de la gente sabe, contienen una cantidad extraordinaria de la antioxidante vitamina C. Muchos especialistas en la investigación del cáncer creen que la vitamina C es el antioxidante más versátil frente a la lucha contra el cáncer. Tras examinar 90 estudios epidemiológicos, un investigador concluyó que existía una «sólida» evidencia de que la vitamina C tiene un efecto protector en el esófago, la cavidad oral, el estómago y el páncreas, junto a una «casi sólida» evidencia de su efecto protector en los cánceres de cuello de útero, mama y colon.

Y los cítricos aportan más cosas que la vitamina C, pues, además, contienen unos potentes agentes fitoquímicos (flavonoides, limonoides y cumarinas) que inhiben químicamente el cáncer inducido en animales de laboratorio. Uno de los estudios realizados demostró que en las ratas alimentadas con cítricos (zumo de naranja de doble concentración) se retrasaba la aparición de cáncer de mama (*Nutr Cancer*, 1996, 26:167). Aún necesitamos saber muchas más cosas acerca de los cítricos y el cáncer de mama, pero lo que conocemos hasta ahora ya es una buena razón para tomar una naranja o un pomelo.

Llamamiento a favor de los antioxidantes

El consumo y el deterioro del oxígeno celular son, en parte, los responsables del envejecimiento y de las enfermedades crónicas. Puesto que el proceso de oxidación es nocivo, es razonable deducir que los antioxidantes son beneficiosos. Puedes ayudar a tu organismo a luchar contra los radicales libres de las siguientes maneras:

1. Limitando las exposiciones a agentes externos nocivos, utilizando cremas solares, dejando de fumar y evitando ser un consumidor pasivo. Bebiendo alcohol con moderación.
2. Consumiendo alimentos ricos en antioxidantes, ya que éstos nos protegen aportándonos electrones que estabilizan y neutralizan el efecto nocivo de los radicales libres. Pero antioxidantes diferentes tienen efectos distintos, de modo que es importante extraer el máximo provecho de ellos. Algunos desactivan los radicales libres; otros los trasforman en sustancias tóxicas menos tóxicas. Estos antioxidantes incluyen betacarotenos, vitamina A, C, E y selenio. El selenio es parte de una enzima que funciona como un antioxidante (para más información sobre el selenio, véase el paso n.º 4).

Si tomas estos 3 alimentos cada día...

Desde el capítulo 2 se están explicando las propiedades anticancerosas de las crucíferas, de los antioxidantes y de los agentes fitoquímicos como los que contienen la familia de los carotenos. Sin embargo, muchas personas desean que informe de qué alimentos tienen que comer cada día. Si les digo que tienen que comer ciertas verduras y ciertas frutas, lo más probable es que lleguen a aborrecerlas (si es que no lo hacen ya), y hay que recordar que la variedad es algo muy importante para la salud del organismo, y también para la de la mente.

Una vez dicho esto, supongamos que no te vas a cansar de tomar la mayoría de los días unos cuantos de los alimentos más repletos de nutrientes. ¿Qué sucedería, nutricionalmente hablando, si tomaras un poco de brócoli (o espinacas), un vaso de zumo de naranja concentrado y una zanahoria? Una naranja tiene unos 20 carotenoides, que tienen una significativa actividad antioxidante y más de 60 flavonoides que poseen una gran variedad de propiedades, entre ellas una intensa actividad antioxidante. La tabla siguiente muestra a manera de ejemplo lo que cada uno de estos alimentos aporta a nivel nutricional cada día.

He aquí tan sólo unos cuantos de los minerales y vitaminas que obtendrás de:

Una taza de brócoli (150 g) o dos tazas de espinacas frescas troceadas:

- vitaminas antioxidantes C y E;
- betacarotenos y otros carotenoides;
- verduras crucíferas. Contienen indole-3-carbinol;
- otros nutrientes, como el ácido fólico;
- agentes fitoquímicos como los flavonoides y los fitoestrógenos;
- 5 g de fibra.

250 ml de zumo de naranja enriquecido con calcio (con pulpa):

- carotenoides (sustancias fitoquímicas);
- vitamina C antioxidante;
- ácido fólico (un antioxidante);
- flavonoides (fitoquímicos antioxidantes);
- pectina (fibra soluble).

150 g de zanahorias cocidas:

- betacaroteno y otros carotenoides;
- fitoestrógenos y otras sustancias fitoquímicas;
- ácido fólico y otras vitaminas importantes;
- 5 g de fibra.

¡A por los ajos y las cebollas!

Puede que ajos y cebollas no sean el tipo de verduras que uno sirve como guarnición en una comida, pero contienen los agentes fitoquímicos de un supervegetal. Estudios realizados con animales han demostrado que el ajo y los componentes sulfurosos que contiene inhiben diferentes etapas del proceso carcinogénico que afecta al colon, los pulmones, la piel y las mamas. Se ha descubierto recientemente que los componentes del ajo bloquean la acción de ciertas enzimas oxidativas que activan los carcinógenos.

Un estudio francés (*Eu J. Epidemial*, 1998, dic.; 14[8]. 737) reveló que el riesgo de desarrollar cáncer de mama disminuye cuando aumenta la ingesta de la fibra contenida en cereales, cebollas y ajos. Se precisan más estudios al respecto, pero las recientes investigaciones nos auguran un buen principio. Disfruta de tomar ajos y cebollas, pues, según parece, forman parte de los alimentos que ayudan a disminuir el riesgo de padecer cáncer.

Paso n.° 4: Toma más fibra, en especial la que procede del trigo

Desde hace ya hace algunos años, se sabe que tomar fibra es beneficioso para la salud. Sin embargo, dependiendo de los momentos, se ha hecho más hincapié en publicitar unas fuentes de fibra antes que otras. En la década de 1970, se dio más bombo al salvado y al germen de trigo, mientras que en la de 1990, fue el salvado de avena el que tuvo más fama. Por suerte, en este nuevo siglo contamos con más información.

Ahora sabemos que no existe un único tipo de fibra que sea la «respuesta» a todos nuestros problemas de salud. Lo más indicado es tomar varias clases de fibra, pues cada una de ellas beneficia a nuestro organismo de diferentes maneras.

Así, por ejemplo, el salvado de avena y otras fibras solubles tienen la propiedad de reducir el nivel de colesterol y de azúcar en sangre. La fibra del trigo y otras fibras insolubles (que no retienen el agua) son más conocidas por ayudar a prevenir el estreñimiento, el cáncer de colon y ahora se cree que también el de mama.

Las mujeres que toman a diario media taza (unos 35 g) de salvado de trigo (lo que equivale a 10 g de fibra) ven cómo se reducen sus niveles de estrógenos. Si, como creen algunos especialistas, los altos niveles de estrógenos potencian el cáncer de mama, tomar más fibra a diario ayudaría a prevenir el cáncer de mama (*Nutrition*, junio de 1997). Los cereales integrales aportan una amplia variedad de nutrientes y de sustancias fitoquímicas que juntas pueden optimizar la salud y ayudar a prevenir enfermedades, incluso quizás el cáncer de mama. Se ha podido saber gracias a estudios realizados con animales que las sustancias fitoquímicas de los cereales integrales (inhibidores de la proteasa, ácido fítico, compuestos fenólicos y saponinas) reducen el riesgo de desarrollar cáncer de colon y de mama (*Nutrition Updates*, otoño de 1999).

El trigo integral aporta mucho más que unos cuantos gramos de fibra, ya que, además, es muy rico en antioxidantes. El salvado del trigo, además de fibra, aporta vitaminas del grupo B, minerales y muchos agentes fitoquímicos (lignanos, fitoestrógenos, ácidos fenólicos, fitatos y esteroles). El germen de trigo contiene mucho aceite (la mayoría insaturado), vitamina E y sustancias fitoquímicas como los esteroles. Según algunos trabajos de investigación del Departamento de Agricultura de Estados Unidos (USDA), una ración de cereales integrales para el desayuno aporta tantos antioxidantes como la ración diaria establecida de fruta y verdura.

No puedes imaginarte de cuántas maneras la fibra ayuda a nuestro organismo. Lo más impresionante es que nos aporta beneficios tanto a corto como a largo plazo. La fibra nos ayuda a sentirnos mejor y a combatir la enfermedad... ahora y también luego. A continuación, se muestra una lista de sus beneficios:

- La fibra retiene el agua y hace que las heces se ablanden en el intestino grueso, lo que combate el estreñimiento. Evitar el estreñimiento significa prevenir las hemorroides, las venas varicosas, la hernia de hiato y la diverticulosis.
- La fibra acelera el paso de los alimentos a través de los intestinos, y esto puede reducir la cantidad de calorías que el organismo puede absorber. Además, reduce el tiempo que el tejido intestinal queda expuesto a los agentes carcinógenos presentes en los alimentos.
- Algunos tipos de fibra soluble pueden reducir el nivel de colesterol en sangre, bien uniéndose a ciertos lípidos (como el colesterol), eliminándolos del organismo por medio de las heces, u otros posibles mecanismos.
- Los alimentos ricos en fibra, gracias a la capacidad que tiene la fibra de retener agua en el estómago y en los intestinos, nos producen una sensación de saciedad

tras la comida, hecho que puede ayudarnos a comer menos.

- Los alimentos ricos en fibra son, por lo general, ricos en nutrientes y pobres en grasas y calorías.

¿De cuánta fibra estamos hablando?

En Estados Unidos, del mismo modo que en otros lugares, no seguimos demasiado las recomendaciones sobre el consumo de fibra. Así, el promedio de nuestra dieta contiene menos de la mitad de la cantidad de fibra recomendada (el Instituto Nacional del Cáncer recomienda de 20 a 30 g al día). Cuando hablamos de las recomendaciones de fibra, las mujeres suelen decirme: «¡Yo por las mañanas me tomo una tostada de pan integral!», a lo que suelo contestar: «¡Bien, ¿y de dónde sacas los 26 g restantes?». Disfrutar del trigo integral o de una tostada integral es estupendo, pero no debes pensar que con eso cumples tu necesidad diaria de fibra.

Para cumplir con esas recomendaciones, las mujeres tienen que hacer todo lo posible de su parte. Pasarse a los alimentos integrales siempre que sea posible es una buena manera de empezar. Para llegar a los 20 o 30 g de fibra diarios hay que hacer que la fruta y la verdura formen parte de prácticamente cada comida. Hay que sacarse algún que otro truco de la manga: comer legumbres (guisantes y alubias) y alimentos con mucha fibra (salvado y cereales ricos en fibra, semillas de plántago y cosas semejantes). Hay personas que consideran cómodo tomar suplementos de fibra de los que se comercializan en las farmacias, pero antes hay que consultar con el médico o con el dietista. Algunos de esos suplementos contienen sustancias químicas (estimulantes de la motilidad intestinal) que actúan como laxantes: evítalos.

¿Dónde se encuentra la fibra?

Si tienes vegetales, tienes fibra; es decir: fruta, verdura, cereales integrales y legumbres. Echa un vistazo a la lista que se muestra a continuación y verás qué alimentos tienen 3 g o más de fibra por ración. La cantidad de calorías y de fibra puede variar, claro está, según las marcas comerciales, pero tendrás de todos modos una información básica de la mayoría de los alimentos. (En el capítulo 7 encontrarás más información sobre el contenido de fibra en los alimentos).

La fibra de tus alimentos favoritos
(equivalencia de pesos extraída de la página de nutrición: http://caloriecount.about.com)

Alimentos	calorías	fibra (g)
Panes		
Magdalena de 6 cm de avena integral,	130	3,5
Magdalena de multicereales, 1	102	4,8
Magdalena de salvado de trigo con un 2 % de leche, 1	160	4
Pan pita de trigo integral, 1	120	3,2
Panecillo de salvado de avena, 1	173	7,5
Panecillo de trigo integral, 1	145	5,5
Rebanadas de pan de trigo integral, 2	172	4,4

La fibra de tus alimentos favoritos *(continuación)*

Alimentos	calorías	fibra (g)
Galletas y pastelitos		
Fig Newton, Nabico, 4	214	3,6
Maíz, 3 tazas (25 g)	92	3,6
Frutas		
Aros de manzana deshidratada, 10	156	5,5
Albaricoque deshidratado (orejones),		
$^1/_3$ taza (65 g)	103	3,3
Albaricoque troceado, 1 taza (1 pieza)	74	3
Ciruela troceada, 1 taza (150 g)	90	3,2
Ciruelas pasas, 5	100	4
Dátiles, 5	114	3,1
Frambuesas, 1 taza (123 g)	60	4,9
Fresas 1 taza (225 g)	64	3,3
Higos, 2	74	3,2
Manzana troceada con piel, 1 ½ tazas (1 pieza)	98	3,1
Mango en rodajas, 1 taza (165 g)	107	4,5
Melocotón troceado, 1 taza (154 g)	73	3
Moras, 1 taza	75	6,3
Naranja en gajos, 1 taza (180 g)	85	3,4
Plátano en rodajas, 1 taza (150 g)	138	3
Pera, 1	98	4
Pomelo en gajos, 1 taza (240 g)	74	3
Cereales y pasta		
Arroz integral de grano largo, cocido (128 g)	217	3,5
Cebada integral cocida, 1 taza (200 g)	270	13,6

La fibra de tus alimentos favoritos *(continuación)*

Alimentos	calorías	fibra (g)
Cereales y pasta		
Cebada perlada, cocida, 1 taza (200 g)	193	7,8
Copos de avena, ½ taza (45 g)	156	4,2
Espaguetis de harina integral (140 g)	174	6,3
Fideos de espinacas y huevo cocidos (140 g)	211	3,7
Harina de salvado de trigo (50 g)	102	3,5
Macarrones de harina integral (140 g)	174	5,2
Salvado de avena seco, ¼ de taza (40 g)	58	3,7
Salvado de trigo crudo (15 g)	32	6,3
Trigo sarraceno cocidoa, ½ taza (80 g)	343	9,4
Cereales para tomar calientes *(fríos en el Capítulo 7)*		
Copos de avena 1 ración (80 g) con sirope	163	3,3
Maypo (avena con sirope de arce) 80 g.	128	4,2
Ralston (copos de avena) 1 ración	253	6
Sémola de maíz, cocida (240 g)	145	4,5
Wheatena (cereales) 1 ración	136	6,5
Frutos secos y semillas		
Almendras tostadas (45 g)	202	3,5
Pistachos tostados (45 g)	185	3,5
Semillas de calabaza tostadas (45 g)	186	4,8
Semillas de soja tostadas (45 g)	193	3,5
Verduras		
Acelgas cocidas (175 g)	35	3,7
Boniatos cocidos (80 g)	103	3

La fibra de tus alimentos favoritos *(continuación)*

Alimentos	calorías	fibra (g)
Verduras		
Boniatos cocidos/puré (156 g)	158	5,3
Brócoli cocido (120 g)	44	4,7
Brócoli crudo (160 g)	18	3
Calabaza (zapallo) cocida (236 g)	120	6,4
Calabaza de invierno cocida (205 g)	115	9
Calabaza en lata (125 g)	42	3,4
Calabaza moscada cocida (205 g)	82	6
Carillas cocidas (80 g)	112	7,3
Chirivía cocida (150 g)	126	7
Col china hervida (170 g)	20	3
Col rizada cocida (145 g)	35	4
Coles de Bruselas cocidas (145 g)	61	7,2
Coliflor al vapor (120 g)	31	3
Colinabo cocido (165 g)	48	3,2
Corazones de alcachofa congelados y cocidos (30 g)	54	6,3
Espárragos cocidos (180 g)	45	4
Espinacas congeladas cocidas (180 g)	53	5
Espinacas crudas (60 g)	24	3
Guisantes verdes (80 g)	62	4,4
Hojas de diente de león cocidas (105 g)	35	3
Hojas de mostaza cocidas (140 g)	21	3
Hojas de nabo cocidas (55 g)	29	4,4
Hojas de remolacha cocidas (140 g)	39	4,2
Judías verdes cocidas (125 g)	44	4
Maíz blanco cocido, (80 g)	88	4,7
Maíz descascarillado blanco cocido (165 g)	145	9,4
Nabo sueco cocido (170 g)	66	3
Nabos cocidos/puré (156 g)	42	4,6

La fibra de tus alimentos favoritos *(continuación)*

Alimentos	calorías	fibra (g)
Verduras		
Patatas en puré con leche entera (100 g)	162	4,2
Patatas fritas de bolsa (140 g)	204	3,4
Patatas horneadas con piel (173 g)	133	3
Salsa de tomate (230 g)	74	3,4
Tirabeques cocidos (160 g)	67	4,5
Tomate en lata (230 g)	48	4,3
Zanahorias cocidas (150 g)	70	5
Zanahorias mini crudas, 10 unidades (80 g)	38	3,2
Legumbres		
Alubias blancas (128 g)	148	7
Alubias o frijoles negros (80 g)	114	7,5
Alubias rojas o frijoles rojos (130 g)	109	8,2
Alubias White (tipo alubias blancas, 130 g)	153	6,3
Azuki cocidas (150 g)	147	6
Frijoles blancos (130 g)	148	7
Garbanzos (75 g)	134	4
Garrafones o habones (75 g)	94,5	6
Habas cocidas (75 g)	94	4,3
Judías pintas (146 g)	94	4,2
Judías pintas fritas (130 g)	135	13,4
Lentejas cocidas (190 g)	230	9
Soja cocida (90 g)	149	5,4

Cinco pasos hacia la fibra

1. **Pásate a los cereales integrales siempre que puedas** (por ejemplo, arroz integral o arroz salvaje, pan de harina integral o de cereales integrales, tortillas de harina integral).

2. **Utiliza más a menudo harina integral en la cocina.** Yo uso la mitad o una tercera parte de harina integral y el resto de harina blanca sin procesar siempre que hago pan, magdalenas o pizza. Si empleas sólo harina integral puede que no te agrade demasiado el resultado, pero si utilizas la mitad o una tercera parte verás que el resultado casi siempre es bueno.

3. **Toma cereales integrales para el desayuno, ya sea fríos o calientes, siempre que puedas.** (En el capítulo 7 encontrarás «Fibra, la primera cosa de la mañana», una lista de cereales con 5 g o más de fibra).

4. **Toma mucha fruta y verdura.** Toma fruta por la mañana, fruta como tentempié y fruta como postre. Incluye verduras en la comida, crudités como entremeses o como aperitivos, y disfruta de un poco de verdura a la hora de la cena.

5. **Acaba con la barrera de las legumbres.** En otros países y culturas tomar legumbres es algo natural. Disfruta de los platos populares de otros países para acercarte a las legumbres. Aquí tienes algunas maneras de aumentar la ingesta de estos nutrientes en tu dieta:

- Añade alubias a las sopas, estofados o guiso con chile que sueles preparar.
- Para elaborar algo rápido o algún tentempié, compra latas de sopa de legumbres o de chili vegetariano.

- Prepara una ensalada rápida con tres tipos de legumbres y un aliño ligero; sólo necesitas tres latas diferentes (en el capítulo 6 encontrarás recetas).
- Añade un poco de legumbres a las ensaladas verdes, la pasta, el pollo en ensalada o los tacos.
- Para las fiestas, prepara una crema deliciosa con legumbres; si sobra un poco puedes conservarla en la nevera y utilizarla como tentempié.
- Cuando en el restaurante pidas un burrito de pollo o de ternera, pide también unos frijoles o alubias y así incorporarás al plato algo de fibra.

Las legumbres tienen más que fibra

Las legumbres son un alimento nutricionalmente muy recomendables, pues aportan múltiples beneficios para la salud:

- Disminuyen la absorción de glucosa en el flujo sanguíneo, y eso ayuda a controlar el apetito.
- Contienen gran cantidad de fibra.
- Muchas de ellas contienen fitoestrógenos (la soja contiene isoflavonas; las lentejas, la soja, las alubias, las judías pintas y las habas son ricas en ligninas, otro tipo de fitoestrógenos).
- Las alubias contienen otros fitoestrógenos beneficiosos que contribuyen a proteger el organismo de las enfermedades, como inhibidores de la proteasa, fitoesteroles y saponinas.
- Son una fuente de proteínas bajas en grasa.

- Contienen muchas de las vitaminas y minerales que necesitamos cuando envejecemos, como la vitamina B-6 y el ácido fólico.
- Una dieta rica en fibra vegetal disminuye de manera significativa el colesterol en sangre y produce una mejor proporción entre el HDL (colesterol bueno) y el LDL (colesterol malo).

Pero las legumbres producen distensión abdominal...

Intenta ir añadiendo poco a poco más legumbres a tu dieta. Empieza tomando unos 150 g de legumbres a la semana. Cómpralas en lata y enjuágalas bien antes de usarlas en alguna de tus recetas. Para vencer la distensión abdominal (gases), recurre a remedios que no necesiten receta, como Beano, un producto natural que contiene unas enzimas que descomponen los gases que producen los azúcares de las legumbres.

Pero las legumbres tardan mucho en cocerse; además, hay que ponerlas en remojo...

No las pongas en remojo, en su lugar, cómpralas envasadas. ¿Es muy complicado abrir una lata o un tarro de cristal? Sólo tienes que ponerlas en un colador y enjuagarlas. En los supermercados, puedes encontrar todo tipo de legumbres en conserva, incluso alubias pintas o de soja.

Las legumbres y el selenio

¿Por qué es tan importante el selenio en un libro sobre el cáncer de mama?

El selenio es un mineral que es una parte importante de un número de enzimas que actúan como antioxidantes.

Últimamente, algunos estudios han sugerido que el selenio puede proteger del cáncer (y es posible que también del cáncer de mama). Un estudio con ratones mostró que los ratones que recibieron una alimentación de soja rica en selenio tuvieron bastante menos tumores que los ratones que tomaron soja con menos selenio (Creighton University School of Medicine, Omaha, Ne). Unos recientes estudios clínicos han determinado que un suplemento de selenio (en dosis adecuadas) puede también, en el caso de los humanos, reducir el riesgo de desarrollar cáncer (Dr. Gerald Combs Jr. Division of Nutritional Sciences, Cornell University). Parece ser que se puede obtener la dosis efectiva de selenio a partir de una buena dieta.

Como sucede con muchos minerales, el selenio es tóxico en dosis muy elevadas. El exceso de selenio se almacena en los tejidos del organismo, de modo que el punto medio se encuentra en tomar la cantidad suficiente sin que llegue a ser demasiada. La mejor manera de conseguir esto es tomando selenio a través de los alimentos y olvidarse de los suplementos. Recuerda que si estás tomando un suplemento de vitaminas y minerales ya tomas la cantidad diaria recomendada de selenio (55 mcg) para una mujer adulta. Si ingieres legumbres con bastante frecuencia y cereales integrales tan a menudo como sea posible, la dosis de selenio diaria queda cubierta.

Los cereales integrales, las legumbres y las nueces de Brasil son las mejores fuentes de selenio (hay frutas y verduras que contienen pequeñas cantidades mientras que otras son bastante potentes). El selenio se encuentra también en el marisco, la carne y los huevos. He aquí algunas sugerencias para incrementar el suplemento de selenio a través de los alimentos vegetales:

- Un sándwich de pan integral (o bien un bollo o panecillo integral) aporta un tercio de la cantidad recomendada de selenio (20 mcg).
- Un cuenco de copos de avena o de otro cereal integral aporta unos 10 mcg.
- Una ración de pasta de trigo integral (140 g) aporta 40 mcg.
- Una ración de arroz integral (50 g) aporta unos 40 mcg (pero el arroz blanco no aporta mucho menos: 15 mcg por ración).
- Las nueces de Brasil aportan prácticamente lo mismo que el complemento de selenio; una cucharada sopera contiene 250 mcg.
- Media ración de alubias envasadas (en lata o en bote de cristal) aporta de 3 a 8 mcg (una ración [125 g] de carillas aporta unos 5 mcg).
- Una ración de coles de Bruselas (150 g) aporta 21 mcg.
- Media ración de rodajas de pepino con piel (40 g) contiene 6 mcg.
- Cinco champiñones aportan 11 mcg.

Tofu o no tofu: ésa es la cuestión

No es ninguna sorpresa saber que el tofu contiene fibra y está repleto de fitoestrógenos y otras sustancias fitoquímicas presentes en la mayoría de los alimentos procedentes de la soja. Unos de los fitoestrógenos presentes en el tofu y en la soja y en los que los investigadores están especialmente interesados son las isoflavonas.

A partir del análisis de nueve estudios sobre la soja y su relación con el cáncer de mama, se determinó que una ingesta considerable de este alimento representa una modesta, pero significativa, reducción del riesgo de contraer cáncer de mama en el caso de mujeres premenopáusicas. Los investigadores descubrieron, asimismo, que la soja no ejercía efecto protector alguno en las mujeres posmenopáusicas. Algunos estudios habían llegado a señalar que la soja tenía ciertos efectos adversos; sin embargo, a principios de 1999, el Instituto Nacional del Cáncer de Estados Unidos empezó a utilizar isoflavonas extraídas de la soja en las pruebas clínicas de fase I en los cánceres de mama y de próstata.

Mientras tanto, puedes considerar incorporar a tu dieta algunos alimentos con soja, en especial si te ayudan a aliviar los sofocos típicos de la perimenopausia.

Además, no está mal disfrutar de vez en cuando de un delicioso plato con soja (sobre todo si sustituye a un entrante rico en grasas).

¿Cuántas isoflavonas necesitan tomar las mujeres para obtener beneficios? Los investigadores siguen estudiando el tema, pero, según parece, la cantidad sería de unos 30 mg al día, cantidad aproximada en:

- 70 g de tofu;
- 70 g de tempeh;
- 70 g de miso;
- 50 g de preparado de miso (deshidratado) para sopa;
- 230 ml de leche de soja;
- 15 g de soja deshidratada;
- 100 g de pasta de soja.

Si eres nueva en la ingesta de fibra...

Tómatelo con calma. La mayoría de los organismos tardan unas seis semanas en adaptarse a tomar más fibra. Mientras tu cuerpo se «ajusta», es posible que tengas distensión abdominal, un poco de diarrea y dolor abdominal. Ve aumentando poco a poco la ingesta de fibra, bebe mucha agua, y acabarás con estos efectos secundarios.

El glaseado rico en fibra de los pasteles

Cuando se toman alimentos ricos en fibra, se suele comer menos. Tanto las fibras solubles como las insolubles disuaden de comer más cantidad, pues ayudan a que uno se sienta lleno antes (aumentando el bolo alimenticio del estómago y haciendo que descienda el nivel de insulina). Un estudio demostró que las personas comen menos al mediodía después de tomar un desayuno rico en fibra.

La fibra puede contribuir también a disminuir las calorías al bloquear la digestión de parte de las grasas, proteínas o hidratos de carbono que se toman al mismo tiempo.

Toma, pues, fibra porque aporta muchos beneficios para la salud.

Semillas de lino: el salvado de avena del nuevo milenio

Si todavía no has oído hablar de las semillas de lino o linaza muy pronto lo harás. Predigo que en el siglo XXI las semillas de lino serán lo que el salvado fue en la década de 1990. Como ya se ha dicho, se están estudiando sus propiedades en los seres humanos, principalmente los beneficios que aporta en la disminución del nivel de lípidos en sangre y en la reducción de tumores en algunos tipos de cáncer.

La Dra. Lilian Thompon, de la Universidad de Toronto, ha aportado unos incipientes, aunque convincentes, resultados que demuestran que una dosis diaria de semillas de lino puede revertir el cáncer, y en el caso del cáncer de mama, el tamaño del tumor disminuía. Pero la Dra. Thompon advierte: «Todavía no tenemos suficientes datos, el estudio sigue en marcha». Debemos esperar a que se realicen más investigaciones.

¿Qué es lo que hace que las semillas de lino tengan esas propiedades? La linaza es una fuente extraordinaria de unos fitoestrógenos llamados ligninas (las semillas de lino contienen de unas 70 a 800 veces más ligninas que otros vegetales). Las ligninas actúan también como antioxidantes, protegiendo las células sanas de los radicales libres del organismo. Alrededor de un 50 % de los componentes grasos de la linaza son ácidos grasos omega 3 y ácido linoleico. Es posible que los ácidos grasos omega 3 provenientes del pescado aporten un mayor beneficio a nuestro organismo, pero, según parece, son igualmente beneficiosos los contenidos en los vegetales (por ejemplo, al evitar la formación de coágulos sanguíneos que pueden provocar los infartos). Pero aunque todos esos beneficios quedaran en nada, la linaza seguiría siendo, en última instancia, una excelente fuente de fibra soluble.

Información acerca de la linaza

- *Empieza triturando las semillas. De este modo, el organismo aprovecha mejor sus componentes.*
- *Conserva en el frigorífico lo que no vayas a usar. Las semillas de linaza son muy perecederas (se conserva sólo unos 30 días en el frigorífico).*
- *Utiliza las semillas en vez del aceite. Si bien el aceite de linaza contiene ácidos grasos omega 3, no contiene las beneficiosas ligninas ni tampoco fibra (ambos componentes se eliminan en el proceso de producción del aceite).*
- *Las semillas de lino se comercializan envasadas en las tiendas de productos dietéticos o herbolarios (son económicas). Si compras las semillas enteras, deberás conservarlas en la nevera y triturar con un molinillo de café o de especias la cantidad que vayas a utilizar durante la semana. Las trituradas introdúcelas también en el frigorífico y en un recipiente o bolsa que cierre herméticamente.*
- *El sabor es parecido al del germen de trigo. Las semillas de lino tienen un sabor agradable a frutos secos, así que puedes utilizarlas cuando prepares pan o magdalenas, o añadirlas a los batidos.*

- *Empieza con una cucharadita de semillas trituradas varias veces a la semana. Puedes considerar tomar más, aunque la dosis ideal es una cucharadita diaria.*
- *Hay personas que son muy alérgicas a la linaza. Empieza con un cuarto de cucharadita y ve aumentando gradualmente la dosis si ves que no tienes ninguna reacción adversa.*
- *Si las semillas de linaza llevaran información nutricional, la etiqueta aportaría estos datos (por cada cucharadita): 16 calorías, 1 g de grasa, 0,1 g de grasas saturadas; 0,2 g de grasas monoinsaturadas; 0,6 g de ácidos grasos omega 3; 0,9 g de fibra (¹/3 parte de ella es soluble), 2.200 mcg de lignanos (fitoestrógenos).*

Paso 5: mantén en tu dieta una cantidad moderada de grasas, grasas saturadas y grasas de origen animal

Los investigadores siguen intentando determinar si la grasa (la cantidad y el tipo de grasa) en la alimentación produce cambios en el riesgo de desarrollar un cáncer de mama. Es posible que la grasa que ingerimos altere el contenido de ácido graso del tejido mamario y ello estimule o prevenga ciertos tumores de mama. Se ha sabido que, según parece, una dieta pobre en grasas y rica en hidratos de carbono incrementa la densidad de la mama, lo que hace que las mamografías sean más fáciles de interpretar. Otros investigadores consideran que si la grasa de la alimentación influyera en el riesgo de desarrollar cáncer de mama, sería más importante durante los años previos a la edad adulta. Según algunos experimentos en ratas y ratones, la cantidad de grasa en la dieta afecta a la tumorigénesis mamaria (*P R Health Sci J*, sept. 1998; 17[3]. 273). En realidad, me es imposible aportar unas cantidades específicas recomendadas con respecto a la ingesta de grasa. Todavía no se sabe nada concreto; sin embargo, puedo afirmar que una dieta rica en grasa –sobre todo rica en grasa saturada– no reduce el riesgo de desarrollar cáncer de mama. Sigue estando pendiente de determinar si el nivel ideal de grasa para prevenir el cáncer de mama es de un 30 % de calorías procedentes de la grasa o inferior.

La experiencia me ha enseñado que las personas que siguen una dieta alta en grasa suelen tomar más calorías. Con el tiempo, el exceso de calorías hace que algunos individuos acumulen en el cuerpo un exceso de grasa. Y puesto que según se cree la obesidad aumenta el riesgo de sufrir cáncer de mama –especialmente en las mujeres posmenopáusicas–, esto constituye otra razón más para no seguir una dieta rica en grasas.

Lo que complica aún más este tema es la variedad de grasas que existen: grasas saturadas, poliinsaturadas y monoinsaturadas. Así que, por ejemplo, si dos personas toman un 30 % de calorías procedentes de la grasa, puede que una consuma la mayoría de fuentes de grasas saturadas, mientras que la otra ingiera un 15 % de calorías de grasa de fuentes monoinsaturadas y un 8 % de fuentes de grasas saturadas e insaturadas. Esto puede significar una gran diferencia en cuanto al riesgo de cáncer de mama. Un reciente estudio francés aportó pruebas de que la ingesta de grasas saturadas aumenta el riesgo de sufrir cáncer de mama en mujeres posmenopáusicas (*Eu J Epidemiology*, dic.1998; 14 [8]:737).

Come carnes rojas con moderación

Algunos científicos aconsejan limitar el consumo de carnes rojas a menos de 80 g al día. Esto apenas cubre el porcentaje del «cuarto de libra» (así se llama la hamburguesa típica de las cadenas de comida rápida), algo difícil de cumplir en Estados Unidos.

Existen varios estudios que muestran que las personas que toman grandes raciones de carne roja desarrollan más cánceres, en especial de colon y de recto, pero también de próstata, de páncreas y de mama (Dr. Laurence Kolonel, Universidad de Hawai).

Las carnes rojas aportan grasas saturadas, lo que puede incrementar el riesgo de desarrollar cáncer de mama, pero también de pulmón, de colon, de recto, de útero y de próstata. Es interesante destacar que en la mayoría de los estudios las carnes de ave (pavo y pollo) no se asocian al cáncer (Dr. Laurence Kolonel, Universidad de Hawái). El pollo puede producir aminas heterocíclicas (AH) si se fríe o se cocina a la parrilla, y lo mismo sucede con el pescado. Éste contiene ácidos grasos omega 3 que pueden disminuir el riesgo de contraer cáncer.

Si decides cocinar a la parrilla, las marinadas o el microondas pueden resultar de ayuda

Según nuevos estudios, marinar la carne roja o el pollo al menos tres minutos antes de guisarlo puede disminuir la formación de AH de un 94 a un 96 %. La gran ventaja es que no tienes que prescindir de los sabores y el efecto ablandador que aportan los adobos o las marinadas, y si te estás preguntando qué ocurre con el aceite que a menudo llevan los adobos, debes tener en cuenta que no son necesarios para dar sabor o para ablandar la carne. En realidad, es mejor no añadirlos, pues así se producirá menos humo al hacer la carne a la parrilla. El sabor lo aportarán las hierbas, las especias y las verduras (incluido uno de los adobos favoritos: cebolla, ajo, jengibre y pimentón). El efecto ablandador lo aportan los ingredientes ácidos, como el zumo de limón, y otros líquidos, vino, cerveza o vinagre.

Dejar la carne en adobo hasta unas veinticuatro horas maximiza su ternura y sabor. Pero el pollo, el pescado y el marisco, que son más delicados, no deben adobarse más de dos horas.

Otra cosa que puedes hacer para reducir en lo posible la formación de AH en la carne es precocinarla en el microondas, y después acabarla de cocer a la brasa o a la parrilla. Esta operación puede evitar hasta en un 90 % la formación de AH.

Paso 6: pásate a las grasas monoinsaturadas

Cada vez hay más y más evidencias de que es más saludable pasarse a las grasas monoinsaturadas cuando se tiene la oportunidad de cocinar en casa. Las investigaciones realizadas han demostrado que los aceites monoinsaturados, como el aceite de oliva y el de canola, no constituyen un riesgo en cuanto al desarrollo de cánceres (*Journal of the American Dietetic Association*, 97:16, 1997). Y al mismo tiempo se prefieren cada vez más las grasas monoinsaturadas a las saturadas, en cuanto a los lípidos en sangre y la prevención de enfermedades cardiovasculares se refiere.

Se cree que las grasas monoinsaturadas no potencian las cardiopatías (la formación de placas en las arterias, por ejemplo) tal como parecen hacerlo las grasas saturadas y algunas poliinsaturadas. En este libro nos centraremos en los efectos beneficiosos de las grasas monoinsaturadas y los ácidos grasos omega 3 en cuanto a la prevención del cáncer se refiere. Es bueno saber que esos mismos pasos ayudan a prevenir las enfermedades cardiovasculares.

Más información acerca de las grasas monoinsaturadas

Para cocinar podemos elegir entre dos grasas monoinsaturadas: el aceite de oliva y el de canola. Yo uso el aceite de oliva para las ensaladas de pasta, los aderezos y las recetas mediterráneas, mientras que el aceite de canola lo utilizo para freír, hornear y saltear. En muchas de las recetas en las que se utiliza el horno (algunos pasteles, *brownies*, magdalenas e incluso masas para empanadas), yo opto por el aceite de canola. Si la receta incluye como ingrediente la manteca o mantequilla a punto de pomada y azúcar, no la sustituyo por aceite de canola, sino por mantequilla o mantequilla vegetal.

¿Qué es mejor, el aceite de oliva o el de canola?

Ninguno es mejor que el otro, ya que ambos aportan propiedades beneficiosas y ambos contienen grasas monoinsaturadas. Pero el aceite de canola soporta mejor las altas temperaturas del horno y fríe mejor que el de oliva. El aceite de canola también aporta ácidos grasos omega 3.

El aceite de oliva tiene un sabor más intenso, y esto puede ser mejor o no, dependiendo de la receta, ya que puede resaltar el sabor del resto de los ingredientes o bien perjudicarlos. Asimismo, contiene las sustancias fitoquímicas de las aceitunas.

Saca provecho de los ácidos grasos omega 3

Los investigadores observaron que las mujeres de países que tenían niveles más bajos de cáncer de mama presentaban índices más altos de ácidos grasos omega 3. En diecinueve estudios de investigación acerca de la carcinogénesis se pudo comprobar que tras haber añadido a la dieta de los animales sometidos a experimentos ciertas sustancias químicas causantes de cáncer, si se añadía también omega 3 a la dieta, aparecían menos tumores y de menor tamaño.

No es posible hablar de los ácidos grasos omega 3 sin hablar de su alter ego: los ácidos grasos omega 6 (presentes en el maíz, el cártamo y el aceite de girasol). Los ácidos omega 6 compiten con los omega 3 en el control de muchas reacciones bioquímicas del organismo. ¿Qué sucede si tomamos muchos más omega-6 que omega 3? Según parece, eso lleva a una sobreproducción de sustancias similares a las hormonas (prostaglandinas y leucotrienos), lo que fomenta la formación de placas en las arterias y deteriora el sistema inmunológico, entre otras cosas. Y he aquí un dato escalofriante: la típica dieta estadounidense, por ejemplo, al igual que muchas dietas occidentales, contiene 10 veces más ácidos grasos omega 6 que ácidos grasos omega 3.

A continuación se mencionan cuatro cosas que puedes hacer para mejorar con rapidez la proporción de omega 3/omega 6 en tu organismo:

- Tomar pescado unas dos veces a la semana. Los ácidos omega 3 se encuentran en todo tipo de pescado, cuanto más graso mejor. Mis favoritos son el salmón, el atún blanco o bonito del norte, la lubina rayada y el fletán del Pacífico, pero también contienen omega 3 las anchoas, las sardinas, los arenques, la caballa, el mújol y el tiburón.
- **Cocinar con aceite de canola, aceite de oliva o de soja.**
- **Limitar el uso de aliños, aderezos para ensaladas, margarinas, mayonesas o aceites vegetales que contengan maíz, cártamo o aceite de girasol.**
- **Intenta añadir a tus recetas, siempre que sea posible, los siguientes ingredientes:** productos derivados de la soja, nueces, espinacas, hojas verdes de nabo y berza y semillas de lino (todos son ricos en ácidos grasos omega 3).

Se ha demostrado que los ácidos grasos omega 3 pueden retrasar el crecimiento de los tumores cancerosos y también prevenirlos. Los dos tipos de cánceres que los omega 3 pueden prevenir son el de colon y el de mama. En un reciente estudio se ha descubierto que un nivel alto en el organismo de ácidos grasos omega 3, por encima de los ácidos grasos omega 6, inhibe el desarrollo del cáncer de mama en los seres humanos (Hilda Chamras, Facultad de medicina de UCLA).

Actualmente se está realizando un estudio en la Universidad de UCLA para comprobar si los ácidos grasos omega 3 pueden evitar la recurrencia del cáncer de mama. Mientras tanto, tomar pescado de una a dos veces por semana, incorporar a la dieta vegetales ricos en omega 3 y cocinar con aceite de oliva o de canola son muy buenas ideas para evitar las enfermedades cardiovasculares.

Paso 7: toma poco o nada de alcohol

Existen al menos cincuenta estudios que muestran que el alcohol juega cierto papel en el riesgo de contraer cáncer de mama. Investigadores del Harvard School of Public Health, tras examinar conjuntamente los resultados de seis trabajos de investigación internacionales, concluyeron que las mujeres que toman de dos a cinco bebidas alcohólicas al día tienen más riesgo de desarrollar cáncer de mama en más de un 40 % en comparación con otras mujeres no bebedoras. Aquellas que toman de una a dos copas al día ven incrementado ese riesgo un 16 % (*Tufts University Health & Nutrition Letter*, abril de 1998). Dicho de otro modo: ingerir alcohol dentro de los límites recomendados evitaría hasta un 29 % de los casos de cáncer del aparato digestivo, de colon y de mama (*Food, Nutrition and the Prevention od Cancer: A Global Perspective*, 1997, American Institute for Cancer Research).

¿De qué modo incrementa el alcohol el riesgo de contraer cáncer? El alcohol puede aumentar los niveles de estrógenos en sangre, y también es posible que incremente la velocidad de desarrollo de los tumores, ya que los investigadores han señalado que el alcohol tiene un efecto pronunciado en mujeres con cáncer de mama en una fase avanzada.

Incluso una ingesta moderada de alcohol puede ser excesiva. Si tomas de manera regular una copa diaria, el riesgo se eleva un 11%; si bebes dos copas, el riesgo pasa a un 24%, y si tomas más de dos copas, pasa a ser de un 40% (Leonor Kohlmeier, catedrática de epidemiología y nutrición de la University of North Carolina, Chapel Hill). Lo más recomendable, en el caso de que te guste tomar alcohol, es limitar el consumo de bebidas alcohólicas a tres a la semana.

Si insistes en beber de manera regular, debes considerar la opción de tomar vitaminas (o, mejor aún: asegurarte de consumir suficiente fruta y verdura). Según un estudio, las mujeres que tomaban una mayor cantidad de ácido fólico (600 mcg al día) tenían un riesgo un 45% menor de contraer cáncer de mama que las que tomaban menos ácido fólico (de 150 a 299 mcg al día; Hunter, y otros. JAMA 281[17]:1632-37,1999). El ácido fólico está presente principalmente en las verduras de hoja verde, en las legumbres y en algunas frutas (como las naranjas).

Paso 8: insiste especialmente en seguir una alimentación variada

Es necesario que los científicos investiguen más acerca del modo en que interactúan los nutrientes. La mayoría de los estudios realizados señalan ciertos alimentos o nutrientes como sustancias activas contra el cáncer, pero es muy probable que éstas actúen de una manera más efectiva junto a otros nutrientes. Comer alimentos variados significa tomar más nutrientes y agentes fitoquímicos, y conseguir esos nutrientes protectores a través de la alimentación y no de tabletas o pastillas es una pieza clave en el complicado rompecabezas que es la prevención del cáncer.

Paso 9: ¿cuánto pesas?

El exceso de grasa en los alimentos y el exceso de calorías se trasforman en grasa corporal. Como hemos señalado antes, la grasa corporal puede producir un exceso de estrógenos, y ello, a su vez, puede facilitar la aparición de tumores en las mamas. Un estudio de la Harvard University demostró que las mujeres que pasados los 18 años habían ganado de 20 a 25 kilos tenían el doble de riesgo de desarrollar un cáncer de mama después de la menopausia que las que habían ganado sólo unos cuantos kilos.

¿Tienes predisposición genética a engordar?

Algunas de nosotras ganamos kilos con más facilidad que otras, aunque sigamos una dieta sana y hagamos ejercicio de manera regular. Lo sé por experiencia. Tengo cerca de 40 años y peso unos 18 kilos más que cuando tenía 18 años. Con cada uno de mis dos hijos gané unos 5 kilos que no he podido perder, y otros 5 a raíz de una histerectomía. Debo decir que todos estos años he comido de manera muy saludable (durante algunos de ellos seguí una dieta vegetariana). Y siempre he hecho ejercicio físico, a excepción de los 6 meses posteriores al nacimiento de mi segundo hijo (en esa época tenía dos niños de menos de dos años ¿debo añadir algo más?).

Yo tendría que morirme de hambre para estar delgada. A mis dos hermanas les sucede lo mismo. Obviamente, tenemos unos genes que favorecen el instinto de supervivencia (almacenar energía para la próxima hambruna). Nuestros genes juegan un papel esencial en el modo en que nuestros organismos equilibran las calorías que entran y la energía que sale o se gasta. La genética influye en la cantidad de grasa corporal que se acumula y en el modo en que se distribuye, por lo que puede hacernos más propensas a ganar peso.

Creo que algunas de nosotras no estamos diseñadas para ser delgadas, y considero que también hay belleza en las curvas. Lo «correcto» puede estar en todas las formas y tamaños. Algunas ganaremos algunos kilos extras con los años, pero lo que podemos hacer es intentar llevar esos kilos de más de la manera más honesta posible, es decir, sin que se deban a comer en exceso y a no movernos del sofá.

Calorías «entrantes» = calorías «salientes»

Si esto parece una ecuación tan simple, ¿por qué cuesta tanto mantenerla? Me refiero a la información que tenemos, la que llevamos oyendo desde hace más de quince años. Aun así, a pesar de esa información, seguimos probando las dietas de última moda (las muy ricas en proteínas y muy pobres en hidratos de carbono). La triste verdad es ésta:

las sociedades occidentales no aumentamos las calorías «salientes» a consecuencia de un estilo de vida basado en las largas distancias hasta los lugares de trabajo (sentados), los ordenadores, la televisión, etcétera. A ello hay que añadir el hecho de que el número de calorías «entrantes» que ingerimos ha aumentado en Estados Unidos en una media de 231 por persona de 1976 a 1980.

¿Qué podemos hacer al respecto?

- **Dejar de seguir dietas.** Sabemos que a largo plazo nos perjudican. Déjalas ya.
- **Comer cuando se tiene hambre y dejar de comer cuando se está ya cómodo.** Cuando hacemos dieta, nos obligamos a hacer caso omiso de nuestra sensación natural de hambre, y al hacerlo también tendemos a dejar de oír la sensación de saciedad y comemos más de la cuenta. Para dejar de comer en exceso y dejar la obsesión por la comida lo mejor es dejar de hacer dieta. Algunos estudios informan de que las personas con obesidad son incapaces de determinar cuándo están hambrientas y cuándo están saciadas. Las personas que siguen dietas y no comen cuando tienen hambre o comen demasiado (se atiborran) acaban con su sentido natural de saciedad. Si crees que eres una persona adicta a las dietas o que a veces comes de manera compulsiva busca la ayuda de un profesional.
- **Hacer ejercicio físico.** Realizar un ejercicio aeróbico (como, por ejemplo, caminar más de 40 minutos

seguidos) es una de las mejores maneras de perder grasa corporal. Se quema más grasa haciendo un ejercicio de baja intensidad pero durante un período largo de tiempo que realizando ejercicio en períodos cortos. Los ejercicios de fuerza (como levantar pesas) son también importantes, ya que ayudan a contrarrestar la pérdida de musculatura que aparece con los años y contribuyen a formar musculatura y a mantenerla. Cuanta más masa muscular mantengamos, mayor será el «motor» con el que quemaremos las calorías.

- **Procurar tomar alimentos ricos en fibra y relativamente ricos en hidratos de carbono.** Los estudios realizados indican que las personas que siguen dietas más ricas en hidratos de carbono (con fibra incluida) presentan un menor porcentaje de grasa corporal. También indican que las mujeres que tienen más éxito en cuanto a conseguir una significante pérdida de peso continuada son las que siguen una dieta rica en hidratos de carbono y pobre en grasas (Nutrition Updates, otoño 1999).

- **Cambiar las conductas que nos hacen ganar peso.** Examina tus hábitos alimentarios y tu rutina diaria. ¿Te acabas todo lo que hay en el plato?, ¿comes con rapidez?, ¿comes más cantidad por la noche?, ¿sigues comiendo algunos alimentos aunque tengas sensación de saciedad?, ¿por qué? Aunque haya otras cuestiones que interfieran en tu bienestar, trabaja primero en éstas.

Las grasas no ayudan

Cada gramo de una dieta grasa proporciona dos veces más calorías que un gramo de proteínas o de hidratos de carbono. Y partiendo del mismo número de calorías, una persona que sigue una dieta rica en grasas suele almacenar más calorías en forma de grasa corporal que otra que sigue una dieta baja en grasas.

Algunos de los estudios más recientes indican que, además, los hidratos y las proteínas producen un efecto más saciante que las grasas.

Pero la respuesta tampoco está en una dieta muy baja en grasas. Considero que el organismo necesita un poco de grasa para mantener un equilibrio junto a los hidratos de carbono y las proteínas. La grasa presente en una dieta equilibrada aporta, además, importantes vitaminas liposolubles (como la vitamina E) y ácidos grasos (como el omega 3) que potencialmente ejercen un efecto protector.

La actitud lo es todo

Centrarse en perder peso para mejorar el aspecto o para conseguir que la báscula nos señale una cifra mágica es contraproducente y emocionalmente peligroso.

El objetivo debe ser tan sólo la salud; deja que los kilos caigan donde caigan. Eso es lo único que realmente podemos hacer.

¿Queda sitio aún para el postre?

Lo primero que la gente «controla» son los postres. Los contemplamos como algo extra, algo que simplemente están ahí para que disfrutemos de ellos, pero también pueden resultar de ayuda.

Si te encanta un postre en especial, disfruta de él de vez en cuando, sin sentirte culpable (y sin atracarte). Eso es lo importante. Saber que puede tomarse algo que en realidad le gusta —cuando le apetece— ayuda a la gente a contenerse y a no excederse con su comida favorita cuando finalmente la tiene delante. Para los días que separan esos momentos, acuérdate de los consejos sobre los dulces del capítulo 7.

Paso 10: déjate seducir por el deporte

Yo me dejé seducir hace mucho tiempo. Al principio, si no estás acostumbrada, cuesta bastante. Es duro subirse a la bicicleta estática después de todo un día de trabajo cuando en realidad lo que harías es tumbarte en el sofá. Extender un talón para pagar las clases de baile o de gimnasia es a veces muy duro. Levantarte una hora antes para darte un paseo rápido antes de desayunar puede ser dificilísimo. Hacer ejercicio cuesta tiempo y dinero, pero… ¡merece la pena!

Al cabo de poco tiempo (es de esperar) no puedes por menos que entusiasmarte con las muchas cosas que comporta hacer ejercicio. Te sientes mejor, más joven y con más energía. Me he dado cuenta de que las mujeres con sobrepeso que empiezan a hacer ejercicio se sienten más a gusto con su cuerpo (y más atractivas) que las que usan la misma talla de ropa pero no hacen ningún ejercicio. Eso por sí solo ya vale la pena, por no mencionar la larga lista de beneficios para la salud que aporta hacer un ejercicio regular… y, por ello, ése es uno de los «Diez pasos hacia la libertad» de este libro sobre la prevención del cáncer de mama.

Hay estudios que señalan un menor riesgo de contraer cáncer de mama en las mujeres que realizan ejercicio físico de manera regular o que fueron atletas en la adolescencia. Ello se hace patente más en las mujeres jóvenes que hacen ejercicio. Otros estudios, en cambio, han llegado a la conclusión de que no supone ningún efecto protector. Un investigador sugiere que el ejercicio físico altera en alguna medida la función de los ovarios, haciendo que descienda la producción de estrógenos (una hormona supuestamente vinculada con el cáncer de mama).

En un artículo del *The Journal of the National Cancer Institute* se indicaba que el ejercicio reduce el riesgo de sufrir cáncer de mama tanto antes como después de la menopausia nada menos que un 60%. En este sentido, un estudio publicado en el *New England Journal of Medicine* (336:1269, 1311, 1997) informaba de que las mujeres que hacían ejercicio al menos cuatro horas a la semana tenían un 37% menos de riesgo de desarrollar un cáncer de mama que las mujeres sedentarias. Ya sea un 37 o un 60%, vale la pena que hagas algún tipo de ejercicio físico.

Es difícil medir la actividad física que realiza un individuo a lo largo de su vida; por consiguiente, también resulta difícil determinar si el ejercicio físico disminuye el riesgo de contraer cualquier enfermedad. Hay investigadores que señalan que si la actividad física aporta alguna protección contra el cáncer de mama lo hace en una medida muy modesta. Sin embargo, es preferible poca protección que ninguna, y de todos modos, el ejercicio evita la obesidad, la cual sí ejerce un efecto protector contra el riesgo de desarrollar cáncer de mama.

El mejor consejo es el siguiente: intenta realizar algún ejercicio al menos cuatro horas a la semana, aunque sólo sea caminar. Un estudio realizado en Noruega con más de 25.000 mujeres determinó que el ejercicio reducía el riesgo de desarrollar cáncer de mama un 37 %. No importa cuál sea la conclusión final respecto a sus propiedades preventivas; el ejercicio sigue siendo un medio extraordinario para reducir el riesgo de sufrir cardiopatías, diabetes, derrames cerebrales y obesidad.

Nuevos avances que hay que tener en cuenta

¿Has tomado hoy las dosis de vitamina D y lácteos diarias? Se está empezando a estudiar si la vitamina D (una vitamina liposoluble) puede estar asociada a la reducción del riesgo de padecer cáncer de mama. Si cada día tomas un poco el sol, de manera saludable, no hace falta que te preocupes demasiado de tomar vitamina D. La piel necesita la luz solar para producir vitamina D. ¿Cuánto sol hay que tomar para ello? Por lo general, de 10 a 15 minutos al día son suficientes para conseguir la dosis adecuada, pero ¿cuánta vitamina D se necesita para prevenir el cáncer de mama? Eso es algo que todavía no sabemos.

¿Y cuánto se aconseja tomar el sol a alguien que pasa la mayor parte del día bajo techo? Las mujeres que toman unas 200 IU de vitamina D al día (la cantidad que se obtiene con dos tazas de leche) pueden reducir el riesgo de desarrollar cáncer de mama alrededor de un 30 %. Sin embargo, dado que la vitamina D es liposoluble, nuestro organismo no puede deshacerse de su exceso, por lo que es importante no tomar cantidades excesivas. Según un estudio de laboratorio, el yogur (que contiene una cantidad muy reducida de vitamina D) retrasa el crecimiento de las células mamarias cancerosas incluso *después* de que se hayan eliminado del yogur los cultivos activos (*Nutrition and Cancer*, 28, 1, 1997).

Capítulo 5

El placer de la comida

Comer es uno de los grandes placeres de la vida. Soy una dietista profesional, pero ello no me impide disfrutar de comer, del gran arte de la gastronomía, de cocinar y de dar de comer a otras personas. Si no disfrutas de los alimentos que tomas es que hay algo que no funciona bien con la comida o contigo misma.

Tengo que admitir, sin embargo, que en la vida he conocido a gente a quien no le importa en absoluto el placer de la comida. Para esas personas, los alimentos son tan sólo un combustible necesario, ya que comen para sobrevivir. No es de sorprender que sean personas por lo general muy delgadas (y muchas de ellas fumadoras). Pero *la mayoría* de nosotros –sobre todo las mujeres– disfrutamos comiendo. Esto es algo que no debe cambiar: la comida sana debe seguir siendo placentera. De no ser así, no podrás seguir adelante con los nuevos hábitos alimentarios durante mucho tiempo.

Si, por ejemplo, engulles un plátano sólo porque es saludable no disfrutarás tomándotelo. En su lugar, elige la fruta que más te guste. Si te agradan los frutos del bosque, pero es invierno, cómpralos congelados y prepárate un rico batido. Si te encantan los plátanos y en tu zona no los encuentras, cómpralos en conserva con zumo de melocotón (están muy buenos). Si sientes predilección por las manzanas, consérvalas en el cajón de la nevera para que estén bonitas y frescas. Si te agradan las uvas, congélalas y prepáralas como un postre helado para una tarde calurosa. Si te pirran las peras, prepáralas abiertas por la mitad –frescas o en conserva– con una cucharada de salsa de arándanos, ya sea como guarnición o como postre.

Cuando la comida no es sabrosa, el placer de comer, obviamente, desaparece. Pero hay algo menos obvio que también puede acabar con el placer de comer: contar. Contar calorías, contar gramos de grasa o pensar en tablas de grupos alimentos también puede acabar con el placer de comer. Si tienes que contar todo lo que tiene que ver con lo que vas a comer, antes, durante o después de la comida, es posible que se acabe no sólo la alegría de comer, sino también la de vivir. Cada vez que te pones día tras día en «modo contable», automáticamente caes en la mentalidad «dieta», lo que a veces deja una sensación de fracaso, hambre y depresión.

No me malinterpretes, no hablo de contar de manera *periódica,* es decir, que de vez en cuando controles el promedio de los nutrientes que tomas para comprobar si sigues las recomendaciones estándar. Eso puede ser útil siempre que sea un control y no un hábito diario. Hay personas que por cuestiones de salud tienen que contar algunos de los nutrientes que toman (por ejemplo, los diabéticos o los que sufren enfermedades renales). Uno de los grandes retos (y el mayor reto de un dietista) es conservar el placer por la comida.

¿Es mi imaginación o mi cuerpo está cambiando?

Si notas que tu cuerpo está cambiando a medida que vas superando los 30, los 40 o los 50, estás en lo cierto, no es cosa de tu imaginación. Tras la menopausia, por ejemplo, es más común que el exceso de grasa corporal se distribuya por encima y alrededor de la cintura que sobre las caderas, los muslos o las nalgas. Esto significa que ahora vas a tener más bien forma de manzana, y no de pera como en el pasado.

La cruda realidad es que con la edad, la cantidad de agua, la densidad ósea y la masa muscular del organismo tienden a disminuir, mientras que la grasa corporal aumenta. Podemos combatir eso manteniendo, a medida que envejecemos, la hidratación y la densidad ósea tan altas como podamos, lo mismo que la masa muscular.

Conserva la masa muscular

La masa y la fuerza muscular también suelen descender con los años, pues uno empieza a perder más y más fibras musculares y también los nervios que las estimulan. Puedes aumentar la masa muscular haciendo regularmente ejercicio físico y de resistencia.

En cuanto a la dieta se refiere, debes asegurarte de que tomas suficientes proteínas, pero no en exceso; en este caso, más no significa mejor. La única manera de *fabricar* musculatura es *usándola.*

¿Por qué empezar a hacer ejercicios de resistencia?

Cualquier persona puede empezar a mejorar su masa muscular por medio de un adecuado ejercicio físico de resistencia de dos a tres veces por semana. Puede que hayas oído hablar de ello como ejercicios de fuerza muscular, de resistencia o ejercicios isotónicos. Los ejercicios de fuerza muscular, o de resistencia, por lo general incluyen una serie de actividades que se repiten de ocho a doce veces seguidas, ya sea sentados o de pie. El ejercicio lleva al agotamiento de un músculo (o grupo muscular), lo cual hace que éstos se desarrollen y mejoren su tonicidad. Estos ejercicios pueden realizarse de dos a tres veces por semana en sesiones de 30 o 40 minutos. A continuación, mencionamos unas cuantas razones para empezar a realizar ejercicios de resistencia:

- Los ejercicios de resistencia física desarrollan la masa muscular. Puesto que la masa muscular requiere más calorías que grasa corporal para mantenerse, este tipo de ejercicio contribuye a aumentar el índice metabólico.
- Los ejercicios de resistencia física aumentan la densidad ósea y, además, reducen el riesgo de padecer osteoporosis.
- Cuanta más musculatura tengas, menos insulina necesitará tu organismo para conseguir azúcar de la sangre de los tejidos corporales. El ejercicio físico contribuye a reducir el riesgo de desarrollar diabetes en los últimos años de vida.
- Hacer ejercicio puede aliviar el dolor de la osteoartritis e incluso el dolor que causa la artritis reumatoide.

Deja de hacer dieta y empieza a ponerte en forma

La mayoría de especialistas y seguidores de dietas crónicos coinciden en una cosa: las dietas no funcionan. Siempre que te tiente una dieta recuerda esto: una pérdida de peso rápida suele romper el tejido corporal magro (músculos y tejidos orgánicos). Los kilos recuperados acostumbran a acumularse como grasa corporal, exactamente lo contrario de lo que queremos que suceda.

Si cambiáramos el objetivo de perder peso por el de ganar salud, estaríamos todos mucho mejor. Para ganar salud tan sólo debemos procurar comer de manera saludable y hacer ejercicio de manera regular, y para conseguirlo es esencial que recordemos dos cosas: para estar bien y en forma no hay que estar delgado, y un peso saludable es el peso que uno puede mantener sin demasiados problemas.

Un modo de pensar «sano» minimiza el aumento de peso

Si te centras en perder peso, puedes caer en una mentalidad que te haga seguir dietas y quedar atrapado en la obsesión de pesarte a diario. Cambia el objetivo de mantener cierto peso por el de estar sano y sentirte bien. Considero que lo mejor es comer sano y hacer ejercicio para estar saludable, y dejar que los kilos se pongan donde deben ponerse. La única cosa en la que te debes centrar es en cambiar los hábitos que pueden conducirte al sobrepeso.

¿Tienes hábitos alimentarios poco saludables? Descúbrelo contestando al siguiente cuestionario:

1. ¿Sueles tomar como tentempié dulces, patatas fritas y cosas semejantes, en vez de frutas y verduras frescas?

2. ¿Rebañas siempre todo lo que hay en el plato pensando que si no lo haces estás tirando la comida?

3. ¿Comes sin tener realmente hambre porque te sientes estresada, aburrida, enfadada o preocupada? (Las investigaciones que se han llevado a cabo muestran que utilizar la comida como vía para aplacar ciertos sentimientos es una de las principales razones de volver a recuperar los kilos perdidos).

4. ¿Consideras que estás siendo «mala» cuando comes lo que más te gusta? ¿Crees que deberías dejar de hacerlo para perder peso?

5. ¿Te sientas para tomar un refrigerio y acabas tomándote una caja entera de galletas, una bolsa de patatas fritas o un helado?

6. ¿Te sientes verdaderamente hambrienta porque intentas perder peso no comiendo, aunque ello signifique pasar hambre?

7. ¿Comes mucho por la noche?

Ahora cambia los malos hábitos citados anteriormente por los hábitos saludables que se mencionan a continuación:

1. ¿Comes cuando tienes hambre y dejas de comer cuando te sientes ya bien (no llena)?

2. ¿Comes principalmente alimentos de origen vegetal y te aseguras de tomar al menos cinco raciones al día de fruta y verdura?

3. ¿Tomas alcohol sólo de vez en cuando (o nunca)? Si bebes ¿tomas más de una bebida al día?

4. Si hay un alimento que te apetece realmente y estás hambrienta ¿tomas una ración pequeña pero satisfactoria?

5. ¿Intentas tomar más alimentos ricos en fibra (fruta, verdura, cereales integrales) y comidas y aperitivos más equilibrados, incluyendo unas cuantas proteínas y grasas (sobre todo monoinsaturadas) porque en general te sacian más y hacen que te sientas hambrienta menos a menudo?

6. ¿Comes poco por la noche sabiendo que así dormirás mejor y que si no acabas demasiado llena podrás levantarte con un poco de hambre y preparada para empezar la jornada?

7. ¿Haces ejercicio de manera regular porque sabes que es algo importante para tu salud en general?

8. ¿Sueles distraerte –mirando la televisión o leyendo–, mientras comes? ¿Intentas comer despacio y saborear lo que comes?

9. ¿Buscas otras maneras de consuelo cuando estás aburrida, estresada, enfadada o preocupada? (por ejemplo, salir a dar un paseo, llamar a un amigo, escuchar música reconfortante o darte un baño relajante). No intentes olvidar tus sentimientos, debes descubrir maneras saludables de hacerles frente. Aunque es más fácil decirlo que hacerlo, si lo necesitas, pide ayuda a un profesional.

10. ¿Te pesas sólo cuando vas al médico porque consideras que los números de la balanza no importan realmente? Lo que en realidad debe importarte es tu salud global y cómo te sientes.

Alimentos para potenciar la salud

Parece que te bombardearan de continuo con lo que *no* debes comer: «reduce las grasas y las calorías», «limita la sal y el azúcar», «toma menos grasas saturadas y menos colesterol»... Sin embargo, hay otras maneras de contemplar esas mismas pautas nutricionales.

En vez de hacer hincapié en qué cosas reducir, céntrate en las que te *faltan*. Cuanto más sabemos sobre salud y nutrición, más cuenta se dan los investigadores de que las frutas y las verduras son alimentos clave para gozar de salud y vitalidad. Este cambio de actitud hará más por ti (y por tus hijos), en cuanto a la salud física, emocional y nutricional se refiere, que seguir una serie de normas sobre lo que no comer. Echa un vistazo al apartado «Diez pasos hacia la libertad», y recordarás todos los alimentos que necesitas comer a menudo.

Para refrescarte la memoria aquí tienes una lista de cómo enriquecer tu dieta diaria:

- Añade a tu dieta más ácidos grasos omega 9, los cuales son, además, grasas monoinsaturadas (como el aceite de oliva y el de canola).
- Aumenta la ingesta de ácidos grasos omega 3, como el pescado y otros alimentos vegetales que contienen ácido alfa-linoleico. Nuestro organismo convierte parcialmente parte del ácido alfa-linoleico en uno de los ácidos grasos omega 3.
- Toma más cereales y alimentos integrales, productos derivados de la soja y legumbres, ya que así aportarás a tu dieta más fibra y sustancias fitoquímicas.

- Aporta a tu dieta fruta, verdura y zumos con nutrientes, pues contienen antioxidantes, vitaminas, minerales, sustancias fitoquímicas y fibra.

Quemar más calorías

¿Deberías tomar menos calorías? Deberías, pero no resulta demasiado estimulante. A medida que envejeces, tu cuerpo necesita más variedad de nutrientes. Si comes menos, lo más probable es que no tomes gran parte de esos nutrientes (calcio, vitamina D, antioxidantes, vitamina B12, cinc, etcétera). A continuación, encontrarás muchas otras maneras de beneficiar tu salud. Es preferible que quemes más calorías antes que comer menos; por ello, aquí tienes unas cuantas maneras de quemar más calorías:

1. Hacer ejercicio. El ejercicio en general contribuye a aumentar el número de calorías que quemas en un día. Todos sabemos, claro está, que quemamos calorías extras mientras hacemos ejercicio, pero ahora hay nuevas pruebas de que quemamos calorías incluso después de hacer ejercicio (posiblemente de 4 a 12 horas después). Cuando empiezas a hacer ejercicio de manera regular, tu cuerpo utiliza glucosa (hidrato de carbono) como combustible principal durante el ejercicio aeróbico. Una vez llevas a cabo una programación regular y tu cuerpo empieza a estar más en forma, empiezas a quemar más grasa para satisfacer la energía extra que necesitas mientras haces ejercicio. Por lo general, después de 20 minutos de

ejercicio, una persona experimentada en ello seguramente quema sobre todo grasa como combustible. Intenta al menos cumplir con los 20 minutos de ese valioso tiempo quemagrasas; después, ya te esforzarás por esos ejercicios aeróbicos a los que dedicarás al menos 40 minutos.

2. Hacer musculatura para quemar más calorías. Las células de los músculos queman más calorías que el resto de las células. ¿De cuántas calorías estamos hablando? Alrededor de un 70 % de las calorías que quemamos en un día se debe a la actividad metabólica de nuestra masa muscular maga (músculos). Si quieres crear tejido muscular en vez de tejido graso, el ejercicio físico debe formar parte de tus planes. Para obtener un mejor resultado, usa una combinación de ejercicio aeróbico de mantenimiento y ejercicio de fuerza, sobre todo antes y después de la menopausia.

3. Desayunar. Si estás largos períodos de tiempo sin comer, es posible que tu metabolismo (proceso en el que el cuerpo quema calorías) descienda su ritmo de actividad, pues se desconecta para conservar el combustible. Uno de los mayores períodos de tiempo sin comer es el de la noche, mientras dormimos. Si eres una de esas personas que no tienen hambre nada más levantarse de la cama, tómate un vaso de leche o de zumo y llévate algún alimento para comer más tarde allá donde vayas. Una o dos horas más tarde, cuando tengas hambre, estarás preparado.

4. Comer poco y con frecuencia durante el día… y comer muy ligero por la noche. Cada vez que comemos ponemos en marcha el sistema digestivo. Cada

vez que empezamos a comer, empezamos a quemar calorías. Cuanto más frecuentemente comamos, más calorías quemaremos por el solo hecho de digerir los alimentos.

5. Quemar más calorías digiriendo hidratos de carbono. Nuestro cuerpo utiliza más energía (quema más calorías) cuando tiene que metabolizar hidratos de carbono que cuando tiene que descomponer las grasas de los alimentos. Así, por ejemplo, si tomas 100 calorías grasas de más (excediendo tus necesidades calóricas) procedentes de patatas chips, alrededor de un 97 % de esas calorías acabarán casi con seguridad almacenadas como grasa. Pero si tomas 100 calorías más de hidratos de carbono procedentes de unas patatas al horno, unas 77 calorías se depositarán como grasa en tu organismo (tu cuerpo quema 23 calorías para digerir, trasformar y almacenar esas calorías sobre todo de hidratos de carbono).

Como de manera sana y hago ejercicio, entonces ¿por qué no pierdo peso?

Si haces ejercicio de mantenimiento y también de fuerza de manera regular, casi con seguridad estás adquiriendo masa muscular y te estás librando de cierta grasa corporal. Recuerda que la masa muscular pesa más que la grasa. Es posible que no pierdas peso aunque ganes musculatura y pierdas grasa. Debes tener en cuenta que estás ganando salud.

Debes echar un vistazo también a las raciones que tomas. Es posible que, aunque optes por ingerir alimentos más sanos, estés tomando unas cantidades demasiado grandes para tus necesidades calóricas. Si haces eso, no perderás kilos. O si comes fuera de casa, puede que estés tomando más calorías o más grasa de la que crees.

Optar por el cambio

La mayoría de nosotros somos conscientes de que deberíamos comer menos grasas, tomar más frutas y verduras y hacer más ejercicio. La verdad es que no es tan sencillo. *Saber* lo que deberíamos hacer y *hacerlo* son en realidad dos cosas muy diferentes.

Vamos a ver lo que puede implicar hacerlo. Para aceptar una pérdida se pasa principalmente por cuatro etapas: negación, rabia, dolor y aceptación. De manera similar, los cambios no son fáciles. Sin embargo, según el psicólogo James Prochaska, director del Health Promotion Partnership, en la Universidad de Rhode Island y autor de la obra *Changing for Good,* el cambio tiene también sus etapas.

De manera gradual, las personas contemplan más las desventajas del antiguo comportamiento y las ventajas del nuevo. Todo ello lleva su tiempo. Se dice que la fuerza de voluntad es el ingrediente esencial para cambiar, pero la fuerza de voluntad o la responsabilidad no lo es todo. El Dr. Prochaska considera, al igual que muchos otros, que hay que *prepararse* para el cambio.

Etapas del cambio

1. **Precontemplación:** en esta etapa no tienes intención de cambiar. Es posible que te sientas incluso desesperanzada. Usas mecanismos de defensa, como la negación. En esta fase puede resultar de ayuda la autoconsciencia para seguir adelante.

2. **Contemplación:** aquí aceptas que tienes un problema y empiezas a pensar seriamente cómo cambiar la situación. Hay personas que se quedan atascadas en este punto. Esperan que suceda algo mágico (lo cual en raras ocasiones ocurre), un momento mágico de cambio (tú eres ese momento mágico), o esperan de manera secreta que suceda algo ajeno a ellos que les permita cambiar sin tener que modificar su comportamiento. Aquí puede resultar de ayuda tener más consciencia y conocimiento del tema.

3. **Preparación:** se empiezan a dar algunos pequeños pasos. Planeas entrar en acción en un mes. Empiezas a pensar más en el futuro que en el pasado, y más acerca de las cosas positivas del nuevo comportamiento que de las malas del antiguo. En esta etapa es de utilidad que expliques a los demás tus intenciones y que desarrolles un plan de acción.

4. **Acción:** empiezas con los nuevos hábitos. En ese sentido, las autorrecompensas y rodearte de un entorno tan agradable como te sea posible te resultará de mucha ayuda.

5. **Mantenimiento:** ya estás inmerso en tu nuevo comportamiento. Recuerda que mantener los hábitos es un proceso de seguimiento que a veces es más difícil

conseguir que el de la acción en sí. A veces, el mantenimiento queda colapsado por tres cosas: la autosuficiencia, la tentación del día a día y la benevolencia frente a los fallos. Ten en cuenta estos tres retos. En cuanto a las recaídas, acepta que puede haber algunas. Planifica aprender de cada una de ellas. Haz un plan para evitar o minimizar las tentaciones diarias que puedan aparecer. Mantén las estrategias de la etapa de acción (responsabilidad, recompensas, un entorno agradable, rodearte de gente que te ayude y te apoye en el cambio, y cosas semejantes).

La letra M: motivación

Según el Dr. Prochaska hay dos caminos para conseguir estar más motivados: hacer que un único motivo sea extremadamente importante y/o aumentar el número de motivos. Esto es lo que tratar de evitar el cáncer de mama hace por muchos de nosotros: aumenta los motivos que nos mueven. Rodearse de gente que cree en ello y aplaude nuestros cambios aporta motivación a nuestra vida.

Si al principio no obtienes resultados...

Por término medio, tomamos las mismas resoluciones tres años seguidos. A veces hay personas que se pasan a las últimas etapas cuando en realidad aún no están preparadas para el cambio. Muchas acaban volviendo a los viejos hábitos y creen que han fallado porque son demasiado débiles.

Lo cierto es que la mayoría de la gente falla en alguno de los pasos. Interrumpir el proceso es en cierto modo parte del proceso de cambio. Por lo general, cuando se fracasa no se vuelve a retomar la etapa de acción. Pero la acción después de un fracaso es mejor que emprender ninguna acción. Utiliza la propia experiencia para la próxima vez que vuelvas a fracasar. Recuérdate que tienes más de una oportunidad para cambiar.

En los próximos tres capítulos encontrarás prácticos consejos e información para que puedas prepararte, ponerte en acción y mantener esos cambios saludables en tu dieta. En el capítulo 6 encontrarás recetas; en el capítulo 7, consejos prácticos para hacer la compra, y en el 8, qué debes hacer y qué no cuando comas fuera de casa.

Capítulo 6

Recetas imprescindibles

Este capítulo contiene las recetas que te ayudarán a seguir los «Diez pasos hacia la libertad». La mayoría de las recetas te servirán para seguir los cuatro primeros pasos: sobre todo comer más fruta y verdura y tomar más fibra.

Todos sabemos que deberíamos tomar más fruta, más verdura y más legumbres, pero parece que no podemos hacer nada para conseguirlo. He querido reunir aquí unas cuantas recetas rápidas repletas de esos alimentos pero tan sabrosas que ansiarás prepararlas y degustarlas. A pesar de que parezca extraño desear enormemente tomar fruta y verdura, creo en lo más profundo de mi ser que tu cuerpo sabe lo que necesitas y que deseará que prepares muchas de estas recetas una y otra vez.

Este capítulo no pretende ser la respuesta a todas tus congojas respecto a las recetas, sino que tan sólo es una muestra para que te pongas en marcha. He escrito otros muchos libros de cocina que también te pueden resultar de ayuda: *The Recipe Doctor* (una recopilación de la columna que publico con el mismo nombre) y *Chez Moi* (recetas de restaurantes famosos al alcance de cualquiera).

Nota: a continuación muestro las abreviaturas que uso en las recetas. gramo (g); miligramo (mg); mililitros (ml); kilos (kg) y retinol (mcg de vit. A); cantidad diaria recomendada (CDR)

Recetas de súper ensaladas

Gran ensalada de acompañamiento

Para 1 ración
- 150 g de lechuga, del tipo que prefieras, cortada o troceada (las hojas de espinaca cruda aportan muchos nutrientes y sustancias fitoquímicas)
- 3 tomates cereza
- 60 g de alubias en lata, enjuagadas y escurridas
- 45 g de zanahoria rallada
- 35 g de brócoli crudo en ramitas
- 3 cucharadas de aderezo, salsa italiana o similar

1. Pon la lechuga en cuencos de ensalada individuales o en platos pequeños.
2. Añádele los tomates, las alubias, la zanahoria y el brócoli.
3. Alíñala con tu aderezo o salsa favorita baja en calorías.

Cada ración contiene: 151 calorías; 5,5 g de proteínas; 21 g de hidratos de carbono; 7,5 g de grasa; 0,5 g de grasas saturadas; 3 mg de colesterol; 7,5 g de fibra; entre 400 y 600 mg de sal. Calorías procedentes de la grasa: 29 %.

1.176 mcg de retinol (vitamina A) (147 % de CDR)
74 mg de vitamina C (123 % de la CDR)
2,5 mg de vitamina E (31 % de la CDR)

Gran ensalada china de pollo

Ingredientes para 4 raciones generosas
- 4 pechugas de pollo deshuesadas y sin piel
- 3 tazas de caldo de pollo bajo en sodio (750 ml)
- 450 g de brócoli cortado en ramitos
- 250 g de judías verdes cortadas en trozos o de guisantes sin vainas
- 2 zanahorias ralladas
- 4 cebolletas cortadas en rodajas finas
- 225 g de lechuga troceada
- 1 paquete (100 g) de fideos *ramen* (fideos japoneses)

Aderezo:
- 3 cucharadas de miel
- 60 ml de zumo de naranja
- 3 cucharadas de vinagre de arroz
- 1 cucharada de aceite de sésamo
- ½ cucharada de azúcar
- 1 o 2 cucharadas de semillas de sésamo o de almendras fileteadas tostadas (tostar a fuego medio en una sartén antiadherente, removiéndolas continuamente hasta que estén un poco tostadas)

1. Cuece las pechugas de pollo en el caldo en una cazuela de tamaño mediano durante unos 15 minutos, o hasta

que estén bien cocidas. Retíralas del caldo y deja que se enfríen.

2. Mientras se cuecen las pechugas, coloca el brócoli y las judías verdes en un cuenco apto para el microondas con 100 ml de agua y, a máxima temperatura, deja que cuezan unos 4 minutos, o hasta que estén ligeramente cocidas, pero crujientes. Escurre las verduras y deja que se enfríen.

3. Corta el pollo en diagonal y en tiras finas. En una ensaladera, pon el pollo, el brócoli, las judías verdes, la zanahoria rallada, las cebolletas, la lechuga y los fideos *ramen* (en trozos pequeños).

4. En un cuenco pequeño, y con la ayuda de unas varillas (o bien con una batidora eléctrica), bate bien los ingredientes para el aderezo de la ensalada. Vierte la mezcla sobre la ensalada y remueve todo muy bien. Distribuye las semillas de sésamo o las almendras.

Datos nutricionales (por ración): (utilizando fideos *ramen* estándar) 390 calorías; 32 g de proteínas; 41 g de hidratos de carbono; 11 g de grasas saturadas; 68 mg de colesterol; 5,5 g de fibra; 200 mg de sodio. Calorías procedentes de la grasa: 25 %.

1.152 mcg de retinol [vitamina A] (144 % de la CDR)
73 mg de vitamina C (122 % de la CDR)
1,1 mg de vitamina E (14 % de la CDR)

Gran ensalada de pasta

Ingredientes para 6 u 8 raciones

- 250 g de pasta seca para ensalada
- 200 g de brócoli en ramitos
- 6 u 8 cebolletas finamente cortadas
- 4 tomates Roma o tomates pera troceados
- 1 chile pasilla o chile negro muy troceado (puede sustituirse por 1 pimiento verde)
- 15 o 20 aceitunas rellenas de pimiento
- hojas de albahaca finamente troceadas
- 120 g de queso cheddar rallado, bajo en grasa

Aderezo:

- 1 paquete de aderezo para ensalada César
- 2 cucharadas de vinagre de arroz
- 3 cucharadas de zumo de manzana
- 1 cucharada de aceite de oliva

1. Cuece la pasta en agua hirviendo siguiendo las instrucciones del fabricante.
2. Cuece el brócoli en el microondas con 100 ml de agua durante 3 o 4 minutos, o hasta que esté ligeramente cocido.
3. En una ensaladera, pon el brócoli, la pasta escurrida y fría, las cebolletas, los tomates, el chile, las aceitunas, las hojas de albahaca y el queso rallado.
4. Mezcla el paquete del aderezo con el vinagre, el zumo de manzana y el aceite de oliva. Mezcla y remueve todo bien y viértelo sobre la ensalada.

Datos nutricionales (para 6 raciones): 385 calorías, 17 g de proteínas, 62 g de hidratos de carbono, 8 g de grasa, 2 g de grasa saturada, 13 mg de colesterol, 5,5 g de fibra, 452 mg de sodio. Calorías procedentes de la grasa: 19%

224 mcg de retinol [vitamina A] 28% de la CDR
105 mg de vitamina C (175% de la CDR)
1,75 mg de vitamina E (22% de la CDR)

Ensalada de repollo y fideos

Ingredientes para 6 raciones
- 35 g de almendras fileteadas
- 2 cucharadas de semillas de sésamo
- 500 g de repollo cortado en tiras
- 4 cebolletas, cortadas finamente (la parte blanca y la mitad del tallo verde)
- 1 lata de judías pintas, enjuagadas y escurridas
- 1 paquete de fideos ramen de sopa

Aderezo:
- 3 cucharadas de miel
- 1 paquete de sazonador para los fideos ramen
- 2 cucharadas de zumo de manzana
- 3 cucharadas de vinagre de arroz
- 1 cucharadita de aceite de sésamo

1. Tuesta las semillas de sésamo y las almendras por separado en una sartén hasta que estén ligeramente doradas. Resérvalas. Pon el repollo, las almendras, el sésamo, las

cebollas y las judías en una ensaladera. Añade los fideos previamente troceados con las manos.

2. Mezcla bien los ingredientes del aderezo en un cuenco pequeño y bátelo todo con unas varillas. Vierte la salsa sobre la ensalada y mézclalo todo (justo antes de rociar la ensalada).

Datos nutricionales: 230 calorías, 7 g de proteínas, 31 g de hidratos de carbono, 10 g de grasa, 2 g de grasa saturada, 0 mg de colesterol, 5 g de fibra, 660 mg de sodio. Calorías procedentes de la grasa: 39 %

11 mcg de retinol [vitamina A] (1,5 % de la CDR)
24 mg vitamina C (40 % de la CDR)
3,15 mg vitamina E (40 % de la CDR)

Zanahorias con albaricoques

Ingredientes para 4 raciones
- 175 g de orejones de albaricoque
- 125 g de zanahorias cortadas en rodajas de 2 o 3 cm
- 60 ml de zumo de naranja o agua
- 1 cucharada de mantequilla o de margarina de canola
- una pizca de azúcar
- perejil fresco bien picado para decorar

1. Pon los albaricoques en un cuenco, cúbrelos con agua caliente y déjalos en remojo una hora y media, o bien introduce el cuenco en el microondas, a temperatura

alta, durante 2 minutos. Escúrrelos, aplánalos y córtalos en juliana.

2. En una sartén o cacerola pequeña, pon las zanahorias, el zumo de naranja o agua, la mantequilla y el azúcar. Tápalo y deja que cueza a fuego medio de 12 a 15 minutos, o hasta que las zanahorias estén tiernas. Remuévelo de vez en cuando para evitar que se pegue. Añade los albaricoques y caliéntalo todo. Sírvelo adornado con perejil.

Datos nutricionales por ración: 147 calorías; 2,5 g de proteínas, 34,5 g de hidratos de carbono; 1,3 g de grasa; 0,6 g de grasas saturadas; 2,5 mg de colesterol; 5,5 g de fibra; 90 mg de sodio. Calorías procedentes de la grasa: 8 %

3.118 mcg de retinol [vitamina A] (390 de la CDR)
11 mg de vitamina C (18 % de la CDR)
1,2 mg de vitamina E (15 % de la CDR)

Ensalada fácil de legumbres

Ingredientes para 8 raciones
- 400 g de alubias blancas de riñón
- 400 g de garbanzos, cocidos, enjuagados y escurridos
- 400 g de alubias blancas (Cannellini, por ejemplo) cocidas, enjuagadas y escurridas
- 2 zanahorias ralladas
- 75 g de cebollas picadas
- 300 g de brócoli cocido ligeramente al vapor o al microondas

- 170 ml de vinagreta embotellada o un aderezo al gusto (elije uno con aceite de oliva y 5 g de grasa por 2 cucharadas por ración, aproximadamente)

1. Mezcla los seis primeros ingredientes en una ensaladera.
2. Añádele el aderezo y remueve todo bien.
3. Consérvalo en la nevera hasta la hora de consumirla.

Datos nutricionales por ración: 233 calorías; 10,5 g de proteínas; 38 g de hidratos de carbono; 4,7 g de grasa; 5 g de grasas saturadas; o mg de colesterol; 3,3 g de fibra; 385 mg de sodio. Calorías procedentes de la grasa: 18 %.

542 mcg de retinol mcg [vitamina A] (68 % de la CDR)
25 mg de vitamina C (42 % de la CDR)
1,2 mg de vitamina E (15 % de la CDR)

Ensalada de brócoli

Ingredientes para 10 raciones
- 1 kg de brócoli crudo cortado en ramitos
- 8 lonchas de beicon de pavo a la plancha, crujientes y cortadas en trozos
- 140 g de anacardos, cacahuetes o nueces, troceados
- 75 g de uvas pasas
- ½ cebolla roja finamente picada
- 60 g de mayonesa de aceite de canola (Best Foods [Hellman's] o Miracle Whip)
- 90 ml de nata ligera desnatada
- 2 cucharadas de azúcar

- 2 cucharadas de vinagre de jerez (o cualquier otro vinagre)
- sal (opcional)

1. En un cuenco apto para el microondas, pon el brócoli y 125 ml de agua y cuécelo durante unos 5 a 7 minutos, o hasta que esté tierno y un poco crujiente. Escúrrelo y deja que se enfríe.
2. En una ensaladera, coloca el brócoli, el beicon, los frutos secos, las pasas y la cebolla.
3. En un cuenco pequeño, mezcla la mayonesa, la nata ligera, el azúcar y el vinagre. Añade un poco de sal, si deseas.
4. Vierte la salsa sobre la ensaladera y mezcla todo muy bien. Cubre la ensaladera y consérvala en la nevera de 2 a 24 horas. Antes de servir, mezcla todo bien.

Datos nutricionales por ración (si son 10 las raciones): 209 calorías; 6,5 g de proteínas; 19,5 g de hidratos de carbono; 13 g de grasa; 2 g de grasas saturadas; 10 mcg de colesterol; 3 g de fibra; 234 g de sodio. Calorías procedentes de la grasa: 50 %

111 mcg de retinol [vitamina A] (14 % de la CDR)
58 mg de vitamina C (97 % de la CDR)
1,7 mg de vitamina E (21 % de la CDR)

Recetas de sopas

Sopa casera de lentejas

Ingredientes para 8 raciones
- 3 cebollas medianas cortadas en dados
- 4 dientes de ajo bien picados
- 3 cucharadas de aceite de oliva
- 1,8 l de caldo de pollo
- ½ kg de lentejas secas, lavadas y seleccionadas
- 2 patatas, peladas y cortadas en dados
- 4 tomates Roma (pera), cortados en cuartos
- 2 zanahorias grandes, cortadas en dados
- 2 cucharadas soperas de orégano fresco, finamente picado (o ½ cucharadita de orégano seco)
- ¾ de cucharadita de pimienta negra molida
- sal al gusto

1. En una olla grande, con un poco de aceite de oliva, saltea la cebolla y el ajo hasta que estén ligeramente dorados. Añade los demás ingredientes y llévalos a ebullición.
2. Tapa la olla y deja que la sopa hierva durante 15 minutos. Deja que cueza a fuego lento de media a una hora.

Datos nutricionales por ración: 368 calorías; 23,5 g de proteínas; 55 g de hidratos de carbono; 7,3 g de grasa; 1 g de grasas saturadas; 0 g de colesterol; 10,5 g de fibra; 790 mg de sodio. Calorías procedentes de la grasa: 17 %

547 mcg de retinol [vitamina A] (68 % de la CDR)
26,5 mg de vitamina C (44 % de la CDR)
1,6 mg de vitamina E (20 % de la CDR)

Sopa de pollo con nachos

Para 5 raciones

- ¾ de cucharadita de aceite de oliva
- 2 pechugas de pollo sin hueso cortadas en trozos pequeños
- 4 cebolletas bien picadas
- 2 dientes de ajo picados
- ½ cucharadita de chili en polvo
- 2 cucharadas de zumo de lima o zumo de limón
- 800 ml de caldo de pollo (a ser posible, bajo en sal)
- 250 ml de salsa chunky (salsa mexicana)
- 200 g de maíz congelado
- 400 g de alubias de riñón en conserva bajas en sal, escurridas
- 140 g de nachos
- 50 g de queso rallado bajo en grasa

1. A fuego medio, calienta el aceite en una sartén grande antiadherente. Fríe el pollo hasta que esté ligeramente dorado.
2. Añade las cebollas, el ajo, el chili en polvo y el zumo de lima. Pocha todo durante unos dos minutos, y después añade el caldo, la salsa, el maíz y las alubias. Tapa la sartén y deja que se cueza durante unos 10 minutos.
3. Trocea los nachos y colócalos en el fondo de una sopera grande. Sirve la sopa en cuencos individuales y espolvorea con un poco de queso rallado.

Datos nutricionales por ración: 363 calorías; 24,5 g de proteínas; 50 g de hidratos de carbono; 2 g de grasas saturadas;

34 mg de colesterol; 11 g de fibra; 1.490 mg de sodio (mucho menos si se utiliza caldo bajo en sal). Calorías procedentes de la grasa: 11 %

120 mcg de retinol [vitamina A] (15 % de la CDR)
25 mg de vitamina C (40 % de la CDR)
0,5 mg de vitamina E (6 % de la CDR)

Estofado en olla lenta

Ingredientes para unas 6 raciones
- 450 g de ternera magra para estofar cortada en trozos de unos 2 o 3 cm (puede sustituirse por pollo, pavo, cerdo e incluso tofu)
- 150 g de harina
- ½ cucharadita de sal
- ¼ cucharadita de pimienta blanca o negra
- 250 ml de caldo de ternera bajo en sal
- ½ cucharadita de salsa Worcestershire
- 4 dientes de ajo, picados o prensados
- ½ cucharadita de pimentón
- 1 cucharadita de finas hierbas (opcional)
- 3 zanahorias pequeñas cortadas en rodajas
- 2 boniatos cortados en dados o en trozos pequeños
- 1 cebolla troceada
- 400 g de salsa de tomate

1. Pon la carne en una olla de cocción lenta. Añade la harina, la sal y la pimienta de modo que esté sazonada.

2. Agrega el resto de los ingredientes y remueve bien. Tapa la olla y cuece la carne durante 10 horas (a alta temperatura, unas 4 horas).
3. Remueve bien todo antes de servir.

Datos nutricionales por ración: 209 calorías, 20 g de proteínas; 24,5 g de hidratos de carbono; 3,7 g de grasas; 1 g de grasas saturadas; 39 mg de colesterol; 4 g de fibra; 418 mg de sodio. Calorías procedentes de la grasa: 5%

1.880 mcg de retinol [vitamina A] (235% de la CDR)
24 mg de vitamina C (40% de la CDR)
0,8 mg de vitamina E (10% de la CDR)

Crema de verduras (crucíferas)

Ingredientes para 3 raciones generosas
- 1 sobre de preparado para sopa de cebolla
- 750 ml de agua
- 300 g de coliflor cruda en trozos grandes
- 300 g de brócoli crudo en trozos grandes
- 4 dientes de ajo, picados o prensados
- 200 g de coles de Bruselas crudas, cortadas por la mitad
- 60 g de harina Wondra (harina instantánea)
- 375 ml de leche desnatada
- 3 cucharadas de queso parmesano rallado o queso cheddar bajo en grasa (opcional)

1. En una cacerola mediana, vierte el sobre de sopa preparada. Añade el agua, la coliflor, el brócoli y los ajos.

Deja que hierva removiendo de vez en cuando. Tapa la cacerola, baja el fuego y deja que cueza unos 10 minutos, o hasta que las verduras estén tiernas. Retira la olla del fuego y resérvala unos 5 minutos hasta que se enfríe.

2. Mientras se cuecen la coliflor y el brócoli, haz lo mismo con las coles de Bruselas pero en el microondas, con 125 ml de agua, a temperatura alta hasta que estén tiernas (unos 8 minutos).

3. Mezcla la sopa y la harina y añade la leche y las coles de Bruselas. Cuece todo a fuego lento, con la olla destapada, durante unos 5 minutos, hasta que esté ligeramente espesa.

4. Sirve en cuencos individuales y espolvorea el queso rallado (al gusto).

Nota: para reducir el contenido en sal, utiliza la mitad del sobre de sopa preparada, en vez de un sobre entero.

Datos nutricionales por ración: 190 calorías; 32 g de hidratos de carbono; 2 g de grasas saturadas; 9 mg de colesterol; 6,5 g de fibra; 925 mg de sodio. Calorías procedentes de la grasa: 13%

213 mcg de retinol [vitamina A] (27% de la CDR)
138 mg de vitamina C (230% de la CDR)
0,9 mg de vitamina E (11% de la CDR)

Sopa de cinco legumbres y especias

Ingredientes para 8 raciones

- 1 cucharada de mantequilla o margarina de canola
- 2 cebollas picadas
- ½ cucharadita de salvia
- ½ cucharadita de tomillo
- ¼ de cucharadita de pimienta negra
- 1,3 kg de caldo de pollo bajo en sal (al menos ⅓ menos de sodio)
- 400 g de salsa de tomate
- 1 lata de 300 g de consomé de ternera
- 400 g de alubias de riñón bajas en sal, enjuagadas y escurridas
- 250 g de judías de Lima o garrafones
- 400 g de frijoles o alubias negras, bajas en sal, enjuagadas y escurridas
- 400 g de habichuelas negras, enjuagadas y escurridas
- 75 g de judías verdes frescas, cocidas al vapor y cortadas en trozos pequeños
- 3 cucharadas de cebollino picado (o 1 cucharada de cebollinos secos)
- 50 g de queso parmesano rallado

1. En una cazuela antiadherente, saltea las cebollas con mantequilla, sin dejar de remover, hasta que estén doradas.
2. Añade la salvia, el tomillo y la pimienta negra y remueve todo bien
3. Agrega el caldo de pollo, la salsa de tomate, el consomé, las diferentes alubias, las judías verdes y el cebollino.

4. Deja que hierva a fuego lento, tapa la cazuela y deja que cueza de 45 a 60 minutos para que los sabores se fusionen bien. Vierte la sopa en cuencos individuales y espolvorea un poco de queso rallado por encima de cada uno.

Datos nutricionales por ración: 274 calorías; 18,5 proteínas; 39 g de hidratos de carbono; 4,8 g de grasa; 3 g de grasas saturadas; 9 mg de colesterol; 15 g de fibra; 950 mg de sodio. Calorías procedentes de la grasa: 16 %

75 mcg de retinol [vitamina A] (9 % de la CDR)
19 mg (25 % de la CDR)
0,6 mg de vitamina E (7 % de la CDR)

Sopa Minestrone

Ingredientes para 5 raciones generosas
- 1 litro de caldo de ternera bajo en sodio (de sobre o de lata para diluir con agua)
- 3 zanahorias cortadas en dados
- 3 tallos de apio cortados en rodajas longitudinales
- 1 cebolla troceada
- 3 o 4 dientes de ajo picados o prensados
- 1 cucharadita de albahaca seca
- ½ cucharadita de orégano seco
- ¼ de cucharadita de pimienta
- 400 g de alubias rojas (o habichuelas negras), enjuagadas y escurridas
- 400 g de salsa de tomate

- 350 g de calabacín cortado por la mitad y luego en rodajas
- 180 g de pasta (conchas o formas de tamaño pequeño)
- 4 cucharadas de parmesano rallado (opcional)

1. En una cacerola grande, mezcla el caldo, las zanahorias, el apio, la cebolla, el ajo, la albahaca, el orégano y la pimienta. Deja que hierva, baja el fuego, tapa la olla y deja que cueza durante unos 15 minutos.
2. Añade las alubias, la salsa de tomate, los calabacines y la pasta. Vuelve a dejar que hierva, tapa la cacerola, y deja que cueza a fuego lento durante 10 minutos más.
3. Sirve la sopa en cuencos individuales y, si lo deseas, espolvorea un poco de queso rallado.

Datos nutricionales por ración: 228 calorías; 13,5 g de proteínas; 38,5 g de hidratos de carbono; 2,5 g de grasa; 1,3 g de grasas saturadas; 0 mg de colesterol; 10,5 g de fibra; 618 mg de sodio. Calorías procedentes de la grasa: 9 %

1.287 mcg de retinol [vitamina A] (161 % de CDR)
27 mg de vitamina C (44 % de CDR)
1 mg de vitamina E (12 % de CDR)

Sopa rápida de verduras y fideos ramen

Ingredientes para 2 raciones
- 1 paquete de 100 g de sopa de fideos ramen (bajo en grasa, si es posible)
- 750 ml de agua

- 2 zanahorias cortadas en rodajas finas
- 2 tallos de apio finamente cortados
- 75 g de champiñones frescos cortados en láminas
- 1 o 2 cebolletas, con parte del tallo verde, troceadas

1. Lleva a ebullición el agua en una cazuela mediana. Añade el sobre de fideos y las verduras. Deja que cueza todo unos 5 minutos, o hasta que las verduras estén tiernas.

Nota: si agregas tan sólo la mitad del paquete de sopa de fideos reduces a la mitad el contenido en sal.

Datos nutricionales por ración: 230 calorías, 6 g de proteínas, 37 g de hidratos de carbono; 3,5 g de grasas saturadas; 0 mg de colesterol; 3,5 g de fibra; 863 mg de sodio. Calorías procedentes de la grasa: 27 %

2.035 mcg de retinol [vitamina A] (254 % de CDR)
13 mg de vitamina C (22 % de la CDR)
0,7 mg de vitamina E (9 % de la CDR)

Sopa de pollo con albóndigas de matzah (*)

(*) Las albóndigas de *matzah* son una receta típica de la cocina judía de Europa central y oriental.

Ingredientes para 6 raciones generosas
Para las albóndigas de *matzah*:
- 1 cucharada de aceite de canola o de oliva
- 2 cucharadas de caldo de pollo (de la sopa)

- 1 huevo
- 6 cucharadas de sucedáneo de huevo desgrasado
- 120 g de matzah (puede sustituirse por galletas o crakers)
- 1 cucharadita de sal (opcional)
- aceite en espray

Otros ingredientes:
- 6 cebolletas, también parte del tallo, picadas
- 6 tallos de apio picados
- 5 zanahorias cortadas en rodajas
- 1 ½ l de caldo de pollo (mejor bajo en sal)
- 500 ml de agua
- 1 cucharadita de perejil
- ½ cucharadita de salvia
- ½ cucharadita de ajedrea
- 2 muslos de pollo sin piel
- 2 pechugas de pollo sin piel

1. Empieza por las albóndigas. Mezcla bien el aceite con las dos cucharadas de caldo, el huevo y el sucedáneo de huevo hasta conseguir una masa homogénea (si es necesario, añade un poco más de caldo). Tapa la masa y consérvala en la nevera durante unos 15 minutos.
2. Vierte un poco de aceite en el fondo de una olla antiadherente. Agrega las cebollas, el apio, las zanahorias, el caldo, el agua, las especias y el pollo. Deja que empiece a hervir y luego baja el fuego.
3. Amasa unas 12 albóndigas de unos 2 o 3 cm. Incorpóralas al caldo hirviendo, tapa la olla y deja que cueza todo de 30 a 40 minutos. Saca el pollo, deja que se enfríe y

córtalo en trozos pequeños. Vuelve a ponerlo en la cazuela.

Datos nutricionales por ración: 253 calorías; 23,5 g de proteína; 23 g de hidratos de carbono; 7,5 g de grasa; 1,2 g de grasas saturadas; 76 mg de colesterol; 3 g de fibra; 870 mg de sodio. Calorías procedentes de la grasa: 27 %

1,717 mcg de retinol [vitamina A] (215 % de la CDR)
10 mg de vitamina C (17 % de la CDR)
1,5 mg de vitamina E (19 % de la CDR)

Recetas de pasta

Pasta con pesto

Ingredientes para 4 raciones
- 100 g de espinacas frescas (sin tallos)
- 40 g de albahaca fresca
- 75 g de queso parmesano rallado
- 35 g de piñones tostados o nueces (tuéstalos en una sartén antiadherente a fuego medio, removiendo continuamente, hasta que estén ligeramente tostados)
- ¼ de cucharadita de sal
- 2 dientes de ajo, prensados o picados
- 1 cucharada de aceite de oliva
- 3 cucharadas de mayonesa baja en grasa (también puedes usar ½ cucharada de mayonesa de canola y 1 ½ cucharada de crema de leche desnatada)
- 600 g de fideos cocidos y escurridos

- 250 g de zanahorias ligeramente cocidas (al vapor o en el microondas hasta que estén tiernas)
- 150 g de brócoli ligeramente cocido (al vapor o en el microondas hasta que esté tierno)

1. Mezcla las espinacas y las hojas de albahaca, el parmesano, los piñones, la sal, el ajo, el aceite de oliva y la mayonesa y bátelos hasta que obtengas la textura gruesa del pesto, un tanto grumosa. Si es necesario, agrega 1 o 2 cucharadas de leche.
2. Incorpora el pesto a los fideos y las verduras. Caliéntalo todo en una cazuela grande a fuego lento en caso de que se haya enfriado.

Datos nutricionales por ración: 403 calorías, 16,5 proteínas; 55 g de hidratos de carbono; 14 g de grasa; 3,5 g de grasas saturadas; 12 mg de colesterol; 6 g de fibra; 500 mg de sodio. Calorías procedentes de la grasa: 31 %

1.139 mcg de retinol [vitamina A] (267 % de la CDR)
50 mg de vitamina C (82 % de la CDR)
2 mg de vitamina E (25 % dela CDR)

Macarrones Kraft con queso

Ingredientes para 4 raciones
- 1 caja de macarrones Kraft con salsa de queso
- 1 ½ cucharada de mantequilla o margarina de canola
- 3 cucharadas de crema de leche light
- 60 ml de leche desnatada

- 60 g de queso cheddar rallado bajo en grasa
- 300 g de brócoli, cortado en ramitos, al vapor o cocido en el microondas hasta que esté tierno
- 250 g de zanahorias cortadas en rodajas, al vapor o cocidas en el microondas hasta que estén tiernas

1. Pon los macarrones en 1 ½ l de agua hirviendo y deja que cuezan de 7 a 10 minutos. Escúrrelos bien y ponlos en una cazuela. (Mientras hierve la pasta, puedes cocer las verduras en el microondas).
2. Añade la mantequilla, la crema, la leche y la salsa de queso a la cazuela de los macarrones. Mezcla todo bien e incorpora después el queso cheddar rallado y las verduras.

Datos nutricionales por ración: 339 calorías; 13,5 g de proteínas; 47,5 g de hidratos de carbono; 10,5 g de grasa; 32 mg de colesterol; 4 g de fibra; 606 mg de sodio. Calorías procedentes de la grasa; 28 %

1.100 mcg de retinol [vitamina A] (265 % de la CDR)
63 mg de vitamina C (106 % de la CDR)
0,7 mg de vitamina E (9 % de CDR)

Lasaña roja, blanca y verde

Ingredientes para 8 raciones
- 9 láminas grandes de pasta para lasaña (unos 225 g de pasta cruda)
- 160 g de queso ricotta semidesnatado (si es semidesnatado se reduce ligeramente la grasa por ración)

- 6 cucharadas de sucedáneo de huevo
- 6 cebolletas picadas
- 1 ½ cucharadas de condimento italiano preparado, o ½ cucharadita de orégano, albahaca y perejil secos
- 300 g de espinacas congeladas (descongeladas y escurridas)
- 3 dientes de ajo, prensados o picados
- 60 g de queso parmesano rallado
- 250 g de zanahoria rallada
- 170 g de queso mozzarella semidesnatado rallado (si la mozzarella es baja en grasa se reduce la grasa por ración)
- salsa blanca baja en grasa (receta en página 155)
- 1 bote de 375 ml de salsa marinara (salsa italiana elaborada con ajo y albahaca)

1. Precalienta el horno a 180 ºC. Cuece la lasaña en una cazuela grande hasta que esté tierna, y después escúrrela bien. Mientras, engrasa con un poco de aceite una bandeja de horno de unos 20 x 30 cm.
2. En un cuenco mediano, mezcla el queso ricotta con la mitad del sucedáneo de huevo (3 cucharadas), las cebolletas y el condimento italiano. Reserva.
3. En otro cuenco del mismo tamaño, mezcla las espinacas con el ajo, la mitad del queso parmesano, las zanahorias, el resto del sucedáneo de huevo y la mitad de la mozzarella, y reserva.
4. Prepara la salsa blanca utilizando la receta que encontrarás más adelante.
5. Extiende un poco de la salsa marinara sobre el fondo de la bandeja del horno que has engrasado antes. Coloca tres

láminas de lasaña y vierte por encima la mezcla del queso ricotta de manera que se distribuya bien. Encima, extiende el resto de la salsa marinara. Continúa con tres láminas más de lasaña y por encima añade las espinacas con mucho cuidado. Ahora vierte la mitad de la salsa blanca y encima de ésta las tres láminas de pasta que quedan. Acaba con la salsa blanca restante, la mozzarella y el parmesano.

6. Cuece la lasaña en el horno unos 35 minutos. Antes de servir, deja que se enfríe durante unos 10 minutos.

Datos nutricionales por ración: 375 calorías; 22,5 g de proteínas, 39,5 g de hidratos de carbono; 7,5g de grasas saturadas; 40 mg de colesterol; 4 g de fibra; 705 mg de sodio. Calorías procedentes de las grasas: 35 %

1.252 mcg de retinol [vitamina A] (157 % de la CDR)
16,5 mg de vitamina C (27 % de CDR)
1,8 mg de vitamina E (23 % de CDR)

Salsa blanca baja en grasa

Ingredientes para 375 ml de salsa
- 375 ml de leche semidesnatada
- 1 ½ cucharadas de mantequilla o margarina
- 3 cucharadas de harina Wonfra (un tipo de harina blanca instantánea)
- ¼ de cucharadita de sal
- de ⅛ a ¼ de cucharadita de pimienta negra

Mezcla bien todos los ingredientes en un vaso mezclador de cristal de un litro de capacidad o en un cuenco. Introdúcelo en el microondas, a temperatura máxima, de 6 a 8 minutos (o hasta que haya espesado), y detén la cocción cada 2 minutos para remover bien la preparación.

Recetas de impresionantes platos principales

Un revuelto con fundamento

Ingredientes para 2 raciones
- 2 huevos
- 60 g de sucedáneo de huevo
- 60 ml de leche semidesnatada
- aceite para cocinar en espray
- 2 cebolletas picadas
- ½ pimiento rojo, verde o amarillo, bien cortado (o ¼ de chile pasilla para una versión más picante)
- 150 g de tomates cereza cortados en cuartos (pueden usarse tomates pera o tomates de colgar)
- 120 g de champiñones laminados
- 125 ml de caldo de pollo o de ternera, bajo en sal
- 1 diente de ajo, picado o prensado (o ¼ de cucharadita de ajo en polvo)
- 1 patata cocida, cortada en dados
- pimienta negra al gusto

1. Bate los huevos, el sucedáneo de huevo y la leche con una batidora, hasta que la preparación tenga una textura homogénea y suave. Reserva.

2. Pon a fuego medio una cacerola o una sartén grande antiadherente y cubre el fondo con el aceite en espray. Añade las cebolletas, el pimiento, los tomates y los champiñones y, removiendo con frecuencia, cuece todo un par de minutos. Agrega el caldo y el ajo y deja que cueza hasta que el caldo se haya absorbido casi por completo y los champiñones estén tiernos (unos 5 minutos más).

3. Mientras, en una sartén antiadherente a la que habrás añadido un poco de aceite en espray, cuece a tu gusto los huevos revueltos a fuego lento (quizás necesites incorporar un poco de mantequilla o de margarina si ves que el revuelto se pega a la sartén).

4. Una vez los huevos estén a tu gusto, mézclalos con las verduras y la patata. Retíralo del fuego, tapa la cazuela o la sartén y deja que repose un par de minutos para que se fusionen bien todos los sabores. Añade pimienta al gusto.

Datos nutricionales por ración: 230 calorías; 17 g de proteínas; 26,5 g de hidratos de carbono; 6 g de grasa, 2 g de grasas saturadas; 210 mg de colesterol; 4 g de fibra; 200 mg de sodio. Calorías procedentes de la grasa: 24 %.

340 mcg de retinol [vitamina A] (43 % de CDR)
78 mg de vitamina C (130 % de CDR)
1,4 mg de vitamina E (18 % de CDR)

Quesadilla potente

Ingredientes para dos raciones
- aceite de canola o de oliva en espray
- 2 tortillas mexicanas de trigo
- 35 g de queso rallado (Monterey o el queso que se prefiera pero bajo en grasa)
- 2 chiles verdes asados al horno o a la parrilla (pueden ser de lata)
- 2 cebolletas picadas
- 1 tomate en rodajas

1. Calienta una sartén antiadherente a fuego medio-bajo y cúbrela con aceite en espray. Añade una de las tortillas.
2. Esparce queso rallado por encima de manera que se reparta bien.
3. Corta cada chile en dos mitades y coloca las cuatro tiras de chile sobre el queso.
4. Agrega las cebolletas y las rodajas de tomate.
5. Coloca la otra tortilla encima del relleno y pulveriza por encima un poco de aceite en espray. Cuando esté ligeramente tostada por la parte inferior, dale la vuelta con cuidado.
6. Una vez esté tostada, retírala del fuego. Coloca la quesadilla en una tabla para cortar y trocéala.

Datos nutricionales por ración: 505 calorías; 23 g de proteínas; 71 g de hidratos de carbono; 13,5 g de grasa; 5 g de grasas saturadas; 20 mg de colesterol; de 4 a 7 g (según marca de la tortilla) de fibra; 930 mg de sodio. Calorías procedentes de la grasa: 24%

158 mcg de retinol [vitamina A] (20 % de la CDR)
109 mg de vitamina C (182 % de la CDR)
2,4 mg de vitamina E (30 % de la CDR)

Pollo asado con ajo

Ingredientes para 2 raciones
- Aceite de canola o de oliva en espray
- 2 pechugas de pollo, deshuesadas y sin piel
- pimienta negra al gusto
- sal con hierbas
- 2 cucharadas de aceite de oliva
- 6 dientes de ajo pelados
- ½ cebolla cortada en rodajas finas
- 1 zanahoria grande o 2 pequeñas cortadas en rodajas finas
- 1 boniato mediano, pelado y cortado bien fino
- 1 tomate cortado en rodajas
- 1 cucharadita de perifollo u otra hierba (al gusto)
- 2 cucharadas de vino blanco, champán o cava, zumo de manzana o caldo de pollo

1. Precalienta el horno a 180 ºC. Forra una bandeja de horno de 20 x 30 cm aproximadamente con papel de aluminio y pulveriza el papel con aceite en espray.
2. Coloca las pechugas de pollo en la mitad de la bandeja y añádeles la sal con hierbas y pimienta al gusto.
3. Pon un poco de aceite de oliva en una tacita y sumerge en él los dientes de ajo pelados. Reparte uniformemente 3 dientes de ajo sobre el pollo, y, a continuación, la

cebolla en rodajas. Después, incorpora las zanahorias en las cebollas y el boniato sobre las zanahorias. Coloca encima las rodajas de tomate y esparce el perifollo.

4. Rocía todo con el aceite de oliva restante y después con el vino.

5. Envuelve el pollo y las verduras con el papel de aluminio y hornéalo durante 1 hora. Pincha el pollo para comprobar si está bien asado.

Nota: si quieres obtener 4 raciones, puedes hacer dos paquetes de aluminio con el pollo y las verduras; los dos te cabrán en la misma bandeja de 20 x 30 cm. El tiempo de cocción será el mismo. A la hora de servir, asegúrate de que en cada ración haya pollo y un poco de cada verdura. Napa con un poco del jugo de la bandeja.

Datos nutricionales por ración: 321 calorías, 31 g de proteínas; 33 g de hidratos de carbono; 6,5 g de grasa; 68 mg de colesterol; 4 g de fibra; 110 mg de sodio (sin contar la sal con hierbas). Calorías procedentes de las grasas: 18 %

1.564 mcg de retinol [vitamina A] (196 % de la CDR)
35 mg de vitamina C (57 % de la CDR)
1,8 mg de vitamina E (23 % de la CDR)

Cazuela de chilis rellenos y arroz

Ingredientes para 4 raciones generosas
- 150 g de arroz crudo
- ½ litro de agua

- 2 cucharaditas de aceite de canola o de oliva
- 1 lata de 400 g de pinquitos (frijoles negros pequeños), ligeramente escurridos, o bien judías pintas
- 1 cebolla finamente picada
- 1 huevo
- 2 cucharadas de leche semidesnatada
- 60 g de pan rallado muy fino
- 8 chiles verdes Ortega en lata, no muy picantes (de
  200 a 300 g)
- 170 g de queso bajo en sal o bien de queso cheddar
  bajo en grasa (110 g en lonchas gruesas y 60 g rallado)
- aceite de canola o de oliva en espray
- 160 ml de salsa (suave o picante, opcional)

1. En una cazuela mediana, agrega el arroz en el agua hirviendo y también el aceite y deja que cueza unos 15 minutos, o hasta que el arroz esté tierno. Reserva.
2. Mientras se cuece el arroz, pon las alubias en una bandeja de horno cuadrada, de 20 x 20 cm. Coloca encima
   la cebolla picada. En un cuenco mediano bate el huevo
   con la leche semidesnatada y resérvalo. Pon el pan rallado en otro cuenco y reserva también. Escurre los chiles
   en lata y rellénalos con las lonchas de queso (reserva el
   queso rallado para decorar el plato).
3. Calienta a fuego medio-bajo una sartén antiadherente y
   rocía el fondo con el aceite en espray. Con los dedos, o
   bien con un tenedor, pasa con cuidado los chilis por pan
   rallado, después por la mezcla del huevo y luego otra vez
   por pan rallado.
4. Coloca los chilis en la sartén y rocíalos con el aceite en
   espray. Cuando estén ligeramente tostados por la parte

inferior, dales la vuelta y tuéstalos por el otro lado. Sácalos de la sartén y resérvalos.

5. Agrega las alubias y la cebolla en la cazuela con el arroz. Cubre el arroz con la salsa y coloca encima los chilis, de manera que estén repartidos de manera homogénea y cúbrelos con el queso rallado. Tápalo todo con papel de aluminio y hornéalo a 200 ºC durante unos 25 minutos.

Datos nutricionales por ración: 589 calorías; 31,5 g de proteínas; 92 g de hidratos de carbono; 10,5 g de grasa; 5,5 g de grasa saturadas; 76 mg de colesterol; 8 g de fibra; 613 mg de sodio. Calorías procedentes de grasas: 16 %.

169 mcg de retinol [vitamina A] (21 % de la CDR)
73 mg de vitamina C (122 % de la CDR)
0,7 mg de vitamina E (9 % de CDR)

Cazuela de pollo a la sureña

Ingredientes para 6 raciones
- 4 pechugas de pollo deshuesadas y sin piel
- 750 ml de caldo de pollo bajo en sal
- 1 ½ cucharadita de aceite de oliva
- aceite de oliva o de canola en espray
- 1 cebolla grande bien picada
- 4 dientes de ajo, prensados o picados
- 1 lata de 100 g de chiles verdes (suaves o picantes, opcional)
- 1 lata de 400 g de tomates al natural troceados (o tomates guisados)

- 1 cucharada de vinagre de vino tinto
- 1 cucharadita de orégano seco
- ¼ de cucharadita de pimienta
- sal al gusto (opcional)
- 1 lata de 400 g de frijoles negros, enjuagados y escurridos (bajos en sal, si es posible)
- 350 g de arroz integral o blanco cocido
- 200 g de brócoli bien troceado
- 100 g de queso rallado Monterey, bajo en grasa
- 100 g de queso rallado cheddar, bajo en grasa

1. Precalienta el horno a 200 ºC. Corta las pechugas en tiras en diagonal y cuécelas en una cazuela mediana con el caldo de pollo. Tapa la cazuela y deja que hierva a fuego lento hasta que el pollo esté tierno y bien cocido (unos 20 minutos). Retira el pollo de la cazuela con una espátula y deja que se enfríe. Una vez frío, córtalo en trozos pequeños, del tamaño de un bocado.
2. Calienta el aceite de oliva a fuego medio en una sartén o cazuela grande antiadherente (o rocía con generosidad aceite en espray). Añade la cebolla, el ajo y los chiles verdes. Saltea todo, removiendo con frecuencia, hasta que esté tierno, durante unos 4 minutos. Incorpora los tomates (con el jugo), el vinagre, el orégano, la pimienta y la sal (opcional). Tápalo, baja el fuego y deja que se cueza unos 4 minutos. Añade los frijoles negros y deja que cueza todo a fuego lento otros 4 minutos.
3. Cubre el fondo de una fuente para el horno con aceite de oliva en espray. Agrega el arroz cocido y luego el brócoli. Añade el contenido de la cazuela de frijoles y cúbrelo todo con los dos tipos de queso. Tápalo con

papel de aluminio y hornéalo durante 30 minutos a 200 ºC.

Datos nutricionales por ración: 422 calorías, 39 g de proteínas, 44 g de hidratos de carbono, 11 g de grasa; 5 g de grasas saturadas, 68 mg de colesterol; 9 g de fibra, 712 mg de sodio. Calorías procedentes de las grasas: 23%

102 mcg de retinol [vitamina A] (23% de la CDR)
68 mg de vitamina C (113% de la CDR)
1,3 mg de vitamina E (16% de la CDR)

Chili de carne y tres alubias

Ingredientes para 6 raciones generosas
- 1 cucharadita de comino molido
- 1 cucharada de chili en polvo
- ½ cucharada de pimentón
- 2 cucharaditas de orégano seco
- ½ cucharadita de cayena
- 450 g de carne magra de ternera picada (o carne de lomo)
- 3 cebollas finamente picadas
- pimientos verdes, sin semillas, finamente picados
- 6 dientes de ajos, prensados o picados
- 80 g de tomates secos rehidratados y cortados en trozos pequeños (no rehidratar con aceite, sino añadiéndoles un poco de agua y dejándolos 1 minuto en el microondas a máxima poencia)
- 350 ml de cerveza negra o cerveza sin alcohol

- 30 g de concentrado de tomate
- 800 g de tomates de pera en lata
- 2 cucharadas de chocolate amargo (opcional)
- 500 g de judías de riñón en lata, enjuagadas y escurridas (mejor si son bajas en sal)
- 500 g de alubias blancas o pintas, en lata, enjuagadas y escurridas
- 500 g de frijoles negros, en lata, enjuagados y escurridos

1. Mezcla las especias en un cuenco pequeño y reserva. En una sartén antiadherente, saltea la carne picada a fuego medio hasta que esté dorada. Retírala de la sartén y resérvala.
2. Rocía generosamente el fondo de una cazuela con aceite en espray. Agrega las cebollas y los pimientos verdes, y pocha, removiendo con frecuencia, hasta que las cebollas se doren (unos 5 minutos). Añade los ajos, los tomates secos y las especias preparadas. Deja que se mezcle todo bien durante un minuto aproximadamente, sin dejar de remover, e incorpora la cerveza y el concentrado de tomate. Sigue pochando, removiendo de vez en cuando, de 6 a 8 minutos más.
3. Añade ahora los tomates con su jugo, el chocolate, la carne picada y las alubias y guísalo todo hasta que el chili espese (unos 45 minutos).

Datos nutricionales por ración: 460 calorías, 31,5 g de proteínas; 67 g de hidratos de carbono; 8,3 g de grasa; 2,9 g de grasas saturadas; 20 mg de colesterol; 19 g de fibra; 890 mg de sodio. Calorías procedentes de las grasas: 16 %.

173 mcg de retinol [vitamina A] (22 % de la CDR)
69 mg de vitamina C (115 % de la CDR)
2,4 mg de vitamina E (30 % de la CDR)

Solomillo de cerdo en salsa con manzana y boniatos o ñames

Ingredientes para 4 raciones
- 450 g de solomillo de cerdo (dos solomillos aproximadamente)
- 500 g de boniatos cortados en trozos grandes (también pueden usarse batatas o ñames en conserva)
- 1 cucharada de mantequilla
- 4 manzanas medianas (o 3 grandes) sin corazón y cortadas en láminas de unos 0,8 cm de grosor
- 1 cucharada de azúcar
- 80 ml de zumo de manzana o sidra
- ½ cucharada de aceite de canola o de oliva
- pimienta al gusto
- 2 escalonias grandes finamente picadas
- 1 cucharadita de tomillo seco (o 1 cucharada de tomillo fresco)
- 80 ml de licor de albaricoque o de manzana
- 250 ml de leche entera
- 60 ml de zumo de manzana o sidra
- 1 cucharada de harina Wondra (harina preparada de disolución rápida)

1. Corta cada solomillo por la mitad (si son pequeños o medianos). Introduce una de las piezas de carne en una

bolsa de plástico y, con la ayuda de un mazo, aplástala hasta que tenga un grosor de medio centímetro. Repite la operación con el resto de las piezas de carne y resérvalas.

2. Introduce los boniatos en el microondas con 60 ml de agua y cuécelos hasta que estén tiernos (unos 10 minutos a máxima potencia). Escúrrelos y resérvalos. Disuelve la cucharada de mantequilla en una sartén grande antiadherente, añade la manzana en láminas y saltéala durante unos minutos removiendo de vez en cuando. Agrega el azúcar y 80 ml de zumo de manzana y sigue manteniéndolas al fuego hasta que estén tiernas y ligeramente doradas (unos 5 minutos). Reserva.

3. Calienta el aceite a fuego medio en una cazuela antiadherente, añade los trozos de carne y saltéalos hasta que estén bien cocidos y tostados (unos 4 minutos por cada lado). Sazona la carne con un poco de pimienta. Retírala y resérvala en un plato. Incorpora en la misma cazuela las escalonias, el tomillo y el licor de manzana. Guísalo ligera y brevemente y raspa los trocitos que hayan quedado pegados en el fondo de la cazuela. Añade la leche y 60 ml de zumo de manzana. Cuando cueza, agrega 1 cucharada de harina y remuévelo todo bien hasta que obtengas una salsa espesa (un minuto aproximadamente).

4. Añade ahora los boniatos o ñames a las manzanas. Sirve cada uno de los trozos de solomillo con una buena ración de la mezcla de manzana y ñames, y rocíalo todo con una generosa ración de salsa.

Datos nutricionales por ración: 473 calorías; 28 g de proteínas; 55 g de hidratos de carbono; 11,5 g de grasas; 4,5 g de grasas saturadas; 83 mg de colesterol; 5,5 g de fibra; 118 mg de sodio. Calorías procedentes de las grasas: 22 %

1.920 mcg de retinol [vitamina A] (240 % de la CDR)
31 mg de vitamina C (52 % de la CDR)
1,8 mg de vitamina E (23 % de CDR)

Pollo al limón con brócoli

Ingredientes para 4 raciones
- 80 ml de zumo de limón fresco (el zumo de 3 limones, aproximadamente)
- 2 cucharadas de tequila o de ginebra
- 3 cebolletas troceadas
- 2 cucharaditas de perejil seco (o 2 cucharadas de perejil fresco bien picado)
- 1 cucharadita de estragón seco (o 1 cucharada de estragón fresco picado)
- 1 cucharadita de tomillo seco (o 1 cucharada de tomillo fresco picado)
- 2 escalonias finamente picadas
- pimienta al gusto
- 4 pechugas de pollo, deshuesadas y sin piel
- 125 g de harina, aproximadamente
- 1 cucharada de mantequilla
- 170 g de champiñones laminados
- 125 ml + 30 ml de leche entera (puede utilizarse leche desnatada pero el resultado no es tan cremoso)
- 700 g de brócoli crudo (2 pequeños)
- 720 g de arroz hervido

1. En un cuenco mediano, mezcla bien el zumo de limón, el tequila, las cebolletas, el perejil, el estragón, el tomillo, las escalonias y la pimienta. Añade las pechugas de pollo y aplástalas bien para que se cubran bien con la marinada. Reserva en la nevera un mínimo de 4 horas (o toda la noche), y si es posible, dale vueltas de vez en cuando. Retira el pollo y reserva la marinada. Seca las pechugas con papel de cocina y después enharínalas en un plato. Elimina el exceso de harina.
2. Derrite la mantequilla a fuego medio en una cazuela antiadherente grande, agrega el pollo y dóralo por ambos lados (unos 4 minutos por cada uno). Incorpora la marinada, las hierbas, las cebolletas, los champiñones y la leche y deja de cueza. Baja el fuego, tapa la cazuela y deja que cueza todo unos 20 minutos o hasta que el pollo esté tierno.
3. Mientras se guisa el pollo, cuece el brócoli en el microondas, cortado en ramitos y con unos 75 ml de agua, a potencia máxima, durante unos 7 u 8 minutos, o hasta que esté tierno.
4. Sirve las pechugas de pollo sobre un lecho de brócoli y arroz y riégalo todo con una ración generosa de salsa.

Datos nutricionales por ración: 510 calorías; 39 g de proteínas; 69 g de hidratos de carbono; 7 g de grasas; 3,3 g de grasas saturadas; 82 mg de colesterol; 5 g de fibra; 160 mg de sal. Calorías procedentes de las grasas: 13 %

186 mcg de retinol (23 % de la CDR)
98 mg de vitamina C (163 % de CDR)
1,1 mg de vitamina E (14 % de la CDR)

Salchichas y espinacas al horno

Ingredientes para 6 raciones generosas

- 300 g de salchichas de pavo o salchichas bajas en grasa
- 150 g de champiñones cortados en láminas muy finas
- 5 cebolletas picadas
- 600 g de tomates de pera picados (o de cualquier otro tipo para salsa)
- 1 paquete de 250 g de espinacas congeladas, descongeladas y bien escurridas
- 1 cucharadita de albahaca
- ½ cucharadita de salvia en polvo
- 2 dientes de ajo picados o ½ cucharadita de ajo en polvo
- ¼ de cucharadita de sal
- ¼ de cucharadita de pimienta
- 115 g de queso rallado bajo en grasa
- 4 tortillas mexicanas de trigo (las bajas en grasa se comercializan en algunos supermercados)
- 45 g de sucedáneo de huevo

1. Precalienta el horno a 180 ºC. Desmenuza las salchichas y saltéalas en una sartén antiadherente, a fuego medio, hasta que estén ligeramente doradas. Apaga el fuego y añade los champiñones, las cebollas, los tomates, las espinacas, la albahaca, la salvia, el ajo, la sal, la pimienta y el queso.

2. Engrasa una bandeja de horno de unos 20 x 30 cm. Calienta las tortillas en el microondas, a potencia alta (o en una sartén antiadherente) durante 1 minuto hasta que estén blandas. Coloca cuatro tortillas en

el fondo de la bandeja de manera que suban un poco por los laterales.
3. Añade las salchichas y los demás ingredientes y vierte por encima el sucedáneo de huevo. Hornéalo durante unos 30 minutos.

Datos nutricionales por ración: 284 calorías, 24,5 g de proteínas; 24 g de hidratos de carbono; 10,5 g de grasa; 4 g de grasas saturadas; 50 mg de colesterol; 3,2 g de fibra; 740 mg de sodio. Calorías procedentes de las grasas: 34 %

463 mcg de retinol [vitamina A] (34 % de la CDR)
26 mg de vitamina C (43% de la CDR)
1,8 mg de vitamina E (23 % de la CDR)

Spanakopita: *pastel griego de espinacas*

Ingredientes para 6 raciones
- 2 paquetes de espinacas congeladas de 225 g cada uno
- 1 cebolla mediana
- 1 manojo de cebolletas
- 75 ml de cerveza, vino o caldo
- 175 g de queso feta entero o bajo en grasa
- 225 g de queso ricotta semigraso o bajo en grasa
- 3 claras de huevo o 6 cucharadas de sucedáneo de huevo
- 30 g de copos de maíz desmenuzados
- 1 cucharadita de eneldo fresco o seco
- 1 ½ cucharadita de ajo picado (o ½ cucharadita de ajo de polvo)

- 1 ½ cucharadas de mantequilla
- 12 láminas de pasta filo

1. Descongela las espinacas y escúrrelas lo máximo posible. Engrasa con aceite de oliva o de canola una cazuela antiadherente y pocha las cebollas y las cebolletas con la cerveza, el vino o el caldo. En un cuenco mediano, mezcla los quesos ricotta y queso feta, las claras o el sucedáneo de huevo, los copos de maíz, las espinacas, el ajo picado, el eneldo y la cebolla pochada.
2. Derrite la mantequilla y desempaqueta las 12 láminas de pasta filo.
3. Coloca 3 láminas de pasta filo en una bandeja de horno de 20 cm, de manera que sobresalga un poco por los lados, y úntalas ligeramente con la mantequilla derretida. Extiende por encima un tercio de la mezcla que has preparado con las espinacas y cúbrela con las 3 láminas de pasta restante, untándolas también con mantequilla. Extiende otro tercio de la preparación de espinacas y cúbrelas con 3 láminas más de pasta; vuelve a untarlas con mantequilla. Coloca por encima las espinacas que quedan y cúbrelas con las 3 últimas láminas de pasta, que pintarás también con mantequilla. Cubre todo con la pasta que cuelga por los lados de la bandeja del horno y pincélala con la mantequilla restante (o rocíala con un poco de aceite de oliva o de canola en espray.
4. Introduce el pastel en el horno, precalentado a 200 ºC durante unos 20 minutos (o hasta que esté dorado).

Datos nutricionales por ración: 302 calorías; 14,5 g de proteínas; 34 g de hidratos de carbono; 12,5 g de grasas; 7 g de grasas saturadas; 37 mg de colesterol; 3,5 g de fibra; 655 mg de sodio. Calorías procedentes de grasas: 37%

680 mcg de retinol [vitamina A] (85%)
15 mg de vitamina C (25%)
1,2 mg de vitamina E (15%)

Guiso de hortalizas y atún

Ingredientes para 6 raciones
- 550 g de la pasta cocida que prefieras
- 250 g de atún blanco en lata al natural y escurrido
- 1 lata de 300 ml de sopa de brócoli baja en grasa
- 160 ml de crema agria entera, desnatada o light
- 300 g de guisantes congelados y zanahorias mini (o similar)
- 4 cebolletas picadas
- de 100 a 170 g de queso cheddar rallado, bajo en grasa
- 6 brócolis pequeños y crudos

1. Cuece la pasta hasta que esté tierna. Escúrrela bien y colócala en un cuenco grande. Precalienta el horno a 200 ºC. Engrasa una cazuela apta para el horno con aceite de oliva o de canola.
2. Añade el resto de los ingredientes al cuenco de la pasta y mezcla todo muy bien. Extiende esta preparación sobre la cazuela y coloca encima de cada ración un ramito de brócoli.

3. Hornea durante unos 25 minutos (o hasta que esté bien caliente y hierva).

Datos nutricionales por ración: 383 calorías; 31,5 g de proteínas; 49 g de hidratos de carbono; 7,5 g de grasas; 3 g de grasas saturadas; 61 mg de colesterol; 4 g de fibra; 465 mg de sodio. Calorías procedentes de las grasas: 18 %

385 mcg de retinol [vitamina A] (48 % de la CDR)
156 mg de vitamina C (261 % de la CDR)
1,7 mg de vitamina E (21 % de CDR)

Pizza con caroteno al estilo Chicago

- 450 g de puré de tomate en lata (o tomates en salsa, al estilo italiano)
- 4 dientes de ajo picados
- 2 cucharadas de albahaca fresca o 2 cucharaditas de orégano seco
- pasta para pizza (véase receta siguiente)
- aceite de oliva o de canola en espray
- 350 g de mozzarella rallada baja en grasa
- 40 g de queso parmesano rallado
- 400 g de surtido de hortalizas ricas en caroteno (brócoli, zanahorias, chile, pimiento rojo o espinacas)

1. Precalienta el horno a 250 ºC. Mezcla los tomates, el ajo y las hierbas. Tápalo y reserva.
2. Presiona la masa sobre el fondo y los laterales de un plato de hornear de 35 cm (o divide la masa en dos partes

y cubre dos platos de 20 cm). Cubre la masa con film transparente y deja que suba durante unos 20 minutos. Resérvala en un lugar cálido.

3. Pincha la masa con un tenedor y hornéala durante unos 4 minutos. Rocíala con aceite de oliva o de canola de manera generosa y extiende sobre ella la mozzarella; después, con la ayuda de una cuchara, distribuye el tomate y añade el parmesano y luego las verduras.

4. Hornea la pizza en la parte baja del horno durante 5 minutos y luego pásala a la parte superior hasta que la masa esté ligeramente tostada y el queso se haya derretido (unos 30 minutos como máximo).

Datos nutricionales por ración: 760 calorías; 34,5 g de proteínas; 109 g de hidratos de carbono; 20 g de grasas; 8,5 g de grasas saturadas; 37 mg de colesterol; 7 g de fibra; 1.200 mg de sodio. Calorías procedentes de las grasas: 24 %

575 mcg de retinol [vitamina A] (72 % de la CDR)
29 mg de vitamina C (48 % de la CDR)
2,3 mg de vitamina E (29 % de la CDR)

Masa básica para pizza

- 400 ml de agua caliente
- 1 cucharada de azúcar
- 1 sobre de levadura activa en polvo (1 cucharada)
- 750 g de harina
- 3 cucharadas de aceite de oliva
- 1 ½ cucharaditas de sal

1. Vierte el agua caliente en un cuenco grande. Añade el azúcar y la levadura y remueve bien hasta que se disuelva. Deja que repose unos 5 minutos hasta que se esponje. Cuando la levadura esté ya a punto, agrega 140 g de harina.

2. Incorpora el aceite de oliva, la sal y el resto de harina, y amasa bien hasta formar una bola. Espolvorea un poco de harina sobre una encimera o superficie de trabajo y amásala hasta que esté blanda y elástica. Si ves que se pega en los dedos, añade un poco más de harina.

Capítulo 7

Compras en el supermercado

Quizás hayas oído decir que para comer sano tienes que comprar en los pasillos que rodean el supermercado. Eso no es del todo cierto, ya que las partes centrales de los supermercados están llenas de alimentos saludables (y algunos no tan buenos en los laterales). Sin embargo, es verdad que una de las categorías de alimentos saludables que aparecen en este libro (*véanse* los pasos del 1 al 3 de «Diez pasos hacia la libertad») son los productos agrícolas.

Parte I: productos agrícolas

No te dejes engañar por la publicidad: no todo lo que aparece como «sano» o «saludable» lo es realmente. Antes de comprar *cualquier cosa* supuestamente saludable, lee bien los *datos nutricionales*. Comprobarás, por ejemplo, que algunos panes están etiquetados como «multicereales» o «siete cereales»... pero si observas los datos nutricionales verás que apenas contienen un escaso gramo de fibra por ración. Y verás galletas etiquetadas como «galletas de trigo» o de «multicereales» que ni siquiera contienen un gramo de fibra por ración.

Por lo general, cuanto más sepamos de un producto, más provecho sacaremos de él. Para empezar tu instrucción, comienza examinando las diferentes etiquetas de los alimentos. En primer lugar, la medida de la ración (entre lo que «ellos» llaman ración y lo que tú crees que es una ración puede existir una gran diferencia). Así, por ejemplo, algunos productos de la misma categoría pueden tener diferentes medidas por ración. Hay panes que proporcionan la información nutricional de una rebanada, y otros, de dos rebanadas. Algunas latas de legumbres y chiles aportan la información de 125 ml y otras de 250 ml. De modo que lo mejor es echar un vistazo a las calorías, a los gramos de grasas, de grasas saturadas y de fibra que contiene cada alimento.

Productos sin grasas pero repletos de calorías

He aquí una información básica: que un producto no contenga grasas no significa que no tenga calorías o que te puedas tomar un paquete entero de una vez. De hecho, muchos de esos productos libres de grasas tienen tantas calorías como el mismo producto con grasas. ¿Cómo se explica eso? Con una sola palabra: azúcar.

El azúcar, ya sea miel, sirope de maíz, azúcar moreno o sirope rico en fructosa, actúa en la bollería como humectante y ablandador. Cuando se añade a alimentos como los helados, les aporta sabor y consistencia. No es de sorprender, pues, que los fabricantes recurran al azúcar a la hora de elaborar productos ligeros o exentos de grasa. Ten siempre en cuenta que si bien a la mayoría de los productos ligeros o libres de grasa que encontramos en los estantes de los supermercados se les ha eliminado las grasas, las calorías que contienen siguen siendo las mismas que esos mismos productos, pero con grasas (apenas tienen 10 o 20 calorías menos por ración).

«Sin grasas» significa a veces «sin sensación de saciedad»

Algunos de nosotros recurrimos a los productos sin grasas para comer más de la cuenta. Yo no creo que la culpa sea por completo nuestra. Si esos alimentos no nos sacian tanto, lo más probable es que comamos más para quedar satisfechos. Además, gran parte de los anuncios nos *animan* a comer más: ¡después de todo no contienen grasas!

Entonces, ¿qué tiene que hacer una muchacha que controle los gramos de grasa y las calorías? *Sólo optar por productos ligeros o libres de grasa que verdaderamente te gusten:* que el sabor te satisfaga y que puedas comer en porciones modestas. Es decir, seguir comprando sólo aquellos productos light que en realidad te satisfagan y agraden.

Empresas que van demasiado lejos

Según mi opinión, hay alimentos que sencillamente no tiene sentido que no contengan grasas. Si eliminas toda la grasa de un alimento que consta en gran parte de grasa –como la mayonesa, el helado o la mantequilla–, ¿en qué se queda realmente? Pues a buen seguro que en algo que no tiene nada que ver con la mayonesa, el helado o la mantequilla.

Más de la mitad de los nuevos productos sin grasa, sin azúcar o «light» que he probado entran en esa categoría de productos basura, pero alrededor de un 20% (o uno de cada cinco) conservan su sabor original. Son productos que han encontrado satisfactoriamente un recorte óptimo de grasas, alimentos que soportan bien la reducción de grasa sin perder demasiado su sabor. En este capítulo encontrarás una lista de ellos.

Fibra: la primera cosa de la mañana

Si tomas cereales para desayunar varias veces por semana, acabas tomando unos 156 cuencos de cereales al año. Elegir un cereal integral o uno que no lo sea marca una *grandísima* diferencia en la cantidad de fibra que ingieres.

Voy a explicar un secreto: cuando buscas los cereales en el pasillo del supermercado, lo que realmente distingue a un cereal de otro no es la grasa ni el sodio, sino el azúcar y la fibra que contiene. Algunos tienen mucho más azúcar y ésos suelen ser los que por lo general contienen mucha menos fibra. En la tabla adjunta, encontrarás los cereales disponibles en el mercado con 5 g o más de fibra por ración. Si te estás preguntando cuánta fibra contienen los Cheerios y los Wheaties completos, te diré que sólo cuentan con 3 g de fibra por ración: no pasan la prueba.

Fibra en cereales para desayuno

Cereales	Fibra (g)	Calorías
All-bran Extra Fiber, 40 g	13	50
Fiber 0ne, 40 g	13	60
All-Bran original, 40g	10	90
Frosted Shredded Wheat, 80 g	10	190
100 % Bran (salvado), 80g	8	80
Kellog's Rais Bran (salvado con pasas) 80	8	200
Post Raisin Bran, 80 g	8	190
Shredded Wheat'n Bran, 100 g	8	200
Bite Size frosted Mini-Wheats, 80 g	6	200
Cracklin Oat Bran, 60 g	6	190
Raisin Bran Crunch, 100 g	5	210
Total Raisin Bran, 80 g	5	180
Bran Flakes (copos de salvado), 60 g	5	100
Complete Wheat Bran Flakes, 60 g	5	90
Crunchy Corn Bran (salvado de maíz crujiente)	5	90
Spoon Size Shredded Wheat, 80 g	5	170
Mini-Wheats (Raisin) 60 g	5	180
100 % Whole Grain (cereal complete) Wheat Chex, 80 g	5	180
Fruta & Fibra (Dátiles, pasas, nueces), 80 g	5	210
Grape Nuts (uvas y frutos secos) 40 g	5	210
Raisin Nut Bran (pasas, fruta y salvado) 60 g	5	200

Fibra donde menos lo esperas: sorpresa en el supermercado

	Fibra (g)	Calorías	Grasa (g)	Sodio (mg)
Panes * (N.º de rebanadas)				
Orowheat Light 100% trigo integral (2)	7	80	0,5	No consta
Orowheat 100% trigo integral (2)	4	180	2	" "
Orowheat bran'nola (2)	4	180	2	" "
Orowheat Brest Three Seed (3 semillas) (2)	4	200	7	" "
Orowheat Best Winter Wheat (2)	4	240	6	" "
Orowheat Bagels, 100% Whole Wheat (1b)	9	240	1,5	" "
Orowheat Bagels, Health Nut (1 bagel)	5	270	4,5	" "
Orowheat Bagels, Oat Nut (1 bagel)	4	270	4	" "
Iron Kids, Fiber Fortified White (2)	4	160	2	" "
School Bus, Fortified White bread (2)	3	170	1	" "
Crackers (galletas) y otros panes				
Triscuit bajo en grasa (8 *crackers*)	4	130	3	170
La Tortilla Factory 100% Whole Wheat Tortilla (1 tortilla de trigo integral)	9	60	0	180

* Estos panes suelen contener unos 400 mg de sodio por cada 2 rebanadas.

Fibra donde menos lo esperas:
sorpresa en el supermercado *(continuación)*

	Fibra (g)	Calorías	Grasa (g)	Sodio (mg)
Legumbres enlatadas (120 g)				
Alubias refritas Taco Bell vegetarianas	8	140	2,5	500
Alubias refritas Ortega	9	130	2,5	570
Alubias refritas Ortega sin grasa	9	120	0	570
Alubias negras refritas Rosarita bajas en grasa	5	90	0,5	460
Alubias refritas Rosarita vegetarianas	6	100	2	500
Alubias horneadas B&M Original	6	170	2	380
Alubias con chili y salsa S&W	6	110	1	580
Alubias Santa Fe S&W	6	90	0,5	680
Alubias vegetarianas con chili Hormel	3,5	100	0,5	390
Alubias con pavo y chili Dennison	3,5	105	1,5	535
Alimentos congelados				
Hamburguesa vegetariana Gardenburger 85 g	4	130	3	290
Waffles multicereales Eggo, 2	5	160	5	360

Opciones dulces

Elige….	En vez de….
• **Frapuccino Starbucks frozen coffe bar** (1 unidad = 120 calorías, 2 g de grasa)	• **½ taza de café Starbucks** (250 calorías, 13 g de grasa)
• **Ben & Jerry's Chocolate *Brownie* dulce de leche y yogur bajo en grasa** (½ taza = 190 calorías, 2,5 g de grasa)	• ***Brownie* con dulce de leche** (350 calorías, 20 g de grasa)
• **Chips Ahoy bajas en grasa** (3 galletas = 140 calorías, 5 g de grasa)	• **Chunky Chips Ahoy** (3 galletas = 240 calorías, 12 g de grasa)
• **Galletas crema y menta Snackwells** (2 galletas = 110 calorías, 3,5 g de grasa)	• **Galletas de crema y menta Mystic** (2 galletas = 180 calorías, 9 g de grasa)
• **Galletas Oreo bajas en grasa con helado cremoso y galletas o 1 vaso de leche baja en grasa** (230 calorías, 6 g de grasa)	• **Galletas y helado de nata (1 taza) o una galleta y barra de caramelo de crema** (helado = 350 calorías, 24 g de grasa)
• **Pudin de chocolate Jell-0 (Elaborado con 2 % de leche)** (porción pequeña = 305 calorías, 9 g)	• **Pastel de crema y chocolate** 1 ración = 160 calorías; 2,7 g)

Opciones dulces *(continuación)*

Elige....	*En vez de....*
• *Brownie* con caramelo Betty Crocker (mismo platillo = 175 calorías, 9 g de grasa)	• *Brownie* con caramelo bajo en grasa (platillo de 4 x 2 cm = 130 calorías; 2,5 g de grasa)
• Fresas silvestres u otras bayas con ½ copa de helado unas 250 calorías, 13 g de grasa)	• ½ copa de helado de vainilla light (145 calorías; 3,3 g de grasa; 1,3 g de fibra)
• Pastel de merengue de coco o limón (platillo de 4 x 2 cm = 240 calorías; 8 g de grasa)	• Pastel de crema de coco o limón (mismo platillo = 415 calorías; 22 g de grasa)
• Pastel Mrs. Smith de moras Platillo de 4 x 2 cm = 250 calorías; 9 g de grasa)	• Pastel Mrs. Smith de bayas variadas (120 g = 330 calorías, 15 g de grasa)
• 1 porción de bizcocho de ángel con ½ taza de bayas u otras frutas (275 calorías, 12 g de grasa)	• 1 porción de pastel escarchado (175 calorías; 1 g de grasa y 4 de fibra)
• Weight Watchers Smart Ones Pastel de queso escarchado con cerezas (150 calorías, 5 g de grasa)	• Pastel de queso con nata batida estilo Nueva York (platillo de 4 x 2 cm = 340 calorías, 19 g de grasa)

Elige....	*En vez de....*
• **Pastel de hojaldre (con calabaza o frutas)** (100 g de pastel Sara Lee de calabaza = 173 calorías, 7 g de grasa)	• **Pastel de hojaldre glaseado** (misma cantidad = 330 calorías, 15 g de grasa)
• **Miniporción de sorbete de lima** (75 g = 60 calorías, 1 g de grasa)	• **Porción de pastel de lima** (400 calorías, 26 g de grasa)
• **Miniporción de sorbete (Haagen Daaz) de frambuesa** (¼ de copa = 55 calorías, 0 g de grasa)	• **½ copa de helado de trufa y frambuesa (o similar)** (290 calorías, 20 g de grasa)
• **½ copa de yogur sabor fresa o de limón con ¼ de ración de crema batida light** (180 calorías, 4 g de grasa y 1,5 g de fibra)	• **Porción de pastel de mouse limón o de fresa** (260 calorías, 14 g de grasa)

Comprar de una manera golosa

Si hay un postre que realmente te apasione, disfrútalo. La gente puede abstenerse de comer en exceso los alimentos que le chiflan si de vez en cuando se dan un capricho. Para esos días, aquí tenemos unas cuantas maneras de recortar calorías en la sección de dulces (para más información, consulta las tablas de las páginas 184 a 186). Los postres pueden ser una magnífica manera de disfrutar de las frutas. Como habrás comprobado, muchas de las sugerencias anteriores aportan ideas de cómo incluir la fruta en tu alimentación.

Entrantes congelados

He descubierto que hay dos tipos de gente: quien busca siempre entrantes congelados y quien huye de ellos como de una plaga. Pero los alimentos congelados pueden ser muy útiles en algunas ocasiones: una comida rápida durante la semana o una cena fácil tanto si uno vive solo como acompañado. Yo suelo tener a mano una pizza congelada para un caso de emergencia (incluyo también información acerca de las pizzas congeladas).

El problema de los alimentos congelados es el siguiente: los que son bajos en grasas son casi siempre demasiado bajos en calorías y en hidratos de carbono y escasean en el departamento de productos vegetales. Muchos de ellos tienen unas 300 calorías, la misma cantidad de un mísero *bagel* (panecillo). Para que un entrante sea más nutritivo y también saciante, puedes considerar la opción de añadirle frutas y verduras. Incluso puedes incorporar un poco de arroz, pasta o incluso una reducida cantidad de queso rallado.

Hay platos congelados que están repletos de sodio, y otros que no están mal (comprueba la lista anterior y verás de qué estoy hablando). Si tienes que vigilar la ingesta de sal, fíjate en los datos nutricionales para saber la cantidad que contiene el alimento.

Platos congelados

	calorías	grasa %* (g)	fibra (g)	grasa sat. (g)	sodio (mg)
Pizzas congeladas					
Pizza DiGiorno 4 quesos ($^1/_3$ de una pizza de 350 g)	280	9 (29%)	2	5	700
Pizza Wolfgang de espinacas y champiñones (½ de una pizza de 300 g)	270	8 (27%)	5**	3	380
Pizza Wolfgang 4 quesos (½ de una pizza de 260 g)	360	15 (37%)	5	6	530
Bocaditos Oreida de 3 quesos (4 piezas)	190	6 (28%)	1	3,5	530
Opciones saludables					
Enchiladas de pollo	280	6 (19%)	5	3	440
Gambas y verduras	270	6 (20%)	6	3	580
Pescado asado a las finas hierbas	340	7 (19%)	5	1,5	480
Pechuga de pavo	290	4,5 (14%)	**5**	2	460
Enchilada suprema de pollo	300	7 (21%)	4	3	560

---

* Porcentaje de calorías procedentes de las grasas.

** La negrita y el subrayado indican que el contenido en fibra corresponde a 5 o más gramos.

Platos congelados *(continuación)*

	calorías	grasa % (g)	fibra (g)	grasa sat. (g)	sodio (mg)
Alimentos sin grasa					
Pollo con salsa de albahaca	270	7 (23%)	3	2	580
Pollo con salsa de cacahuete	290	6 (19%)	3	2	580
Pescado al horno con cheddar	270	6 (20%)	4	2	540
Pollo Fiesta (con frijoles negros, arroz y verduras)	270	5 (17%)	4,5	5	90
Lasaña con escalopines de pollo y queso	290	8 (25%)	3	2	590
Langostinos con pasta cabello de ángel	250	6 (19%)	1	1	590
Chili de 3 alubias	250	6 (22%)	**9**	2	590
Gourmet económico					
Lasaña de tres quesos	310	12 (35%)	2	6	700
Fetuccini y albóndigas con salsa de vino	270	7 (23%)	3	3	560
Marie Calender's					
Chili y pan de maíz	540	21 (35%)	**7**	9	2.110
Pollo agridulce	570	15 (24%)	**7**	2,5	700
Ternera con salsa de champiñones	430	17 (36%)	**6**	7	1.620
Pavo con salsa y guarnición	500	19 (34%)	4	9	2.040
Espaguetis con salsa de carne	670	25 (34%)	**9**	11	1.160
Pasta rellena	640	18 (25%)	**5**	9	950

Platos congelados *(continuación)*

	calorías	grasa % (g)	fibra (g)	grasa sat. (g)	sodio (mg)
Swanson					
Combinado mexicano	470	18 (34%)	**5**	6	1,610
Pollo a la parmesana	370	17 (41%)	4	5	1.010
Pechuga de pollo braseada con arroz y verduras	310	7 (20%)	3	2,5	780
Plato de pavo	310	8,5 (25%)	**5**	2	890

En defensa del aceite de canola

En los últimos años, el aceite de canola ha ido dejando a las empresas de aceite de oliva en un pedestal. Éste último tiene algunos agentes fotoquímicos que el aceite de canola no tiene. Pero, en cambio, el aceite de canola tiene algunas cosas de las que carece el aceite de oliva. A continuación veremos las cuatro cosas más importantes del aceite de canola:

1. El aceite de canola (y el de oliva) es rico en grasas monoinsaturadas, los mejores ácidos grasos en lo que se refiere a mejorar el nivel de lípidos en sangre y prevenir las enfermedades cardiovasculares y algunos cánceres.
2. El aceite de canola es una fuente vegetal de ácido eicosapentaenoico (EPA), es decir, de los llamados ácidos grasos omega 3, los cuales están estrechamente relacionados con la disminución de la presión arterial y los niveles de tri-

glicéridos, la prevención de coágulos de sangre y el incremento del colesterol bueno (HDL). Los omega 3 pueden prevenir el cáncer de colon y el de mama. Algunos vegetales contienen ácido alfa-linoleico, que nuestro organismo puede convertir parcialmente en ácidos grasos omega 3, EPA.

3. El aceite de canola es, por lo general, más rico en vitamina E que otros aceites vegetales. Este aceite contiene alrededor de unas nueve IU (unidad internacional) por cucharada.

4. El aceite de canola es de gran utilidad para guisar y hornear, ya que su sabor es neutro y permanece estable a altas temperaturas.

Salsas ricas en grasas monoinsaturadas

Más adelante, encontrarás una lista con algunas salsas industriales. El requisito fue que contuvieran aceite de canola o de oliva (los aceites más ricos en grasas monoinsaturadas). Las salsas o marinadas para espaguetis de la lista son las únicas que se conservan a temperatura ambiente, y son de bastante calidad. Las puedes utilizar con carne picada, champiñones o setas, ajo, cebolla y otras especias siempre que quieras enriquecer un poco algún plato. El resto de las salsas las podrás encontrar en la sección de refrigerados del supermercado o en la de pastas frescas.

Todas ellas tienen, sin embargo, en común que son una bendición a la hora de preparar un plato rápido, puesto que sólo tienes que abrir un envase y usarlas. Las salsas que contienen tomate aportan, además, las ventajas de las sustancias fotoquímicas que contienen los tomates.

Salsas rojas saludables (125 ml)

	Calorías	Grasas (sat.)	Fibra	Sodio
Five Brothers				
Berenjenas asadas con parmesano	100	3(,5)	3	540
Verduras de verano a la parrilla	80	3(0)	3	550
Champiñones y ajo asado	90	3(0)	3	550
Marinada con vino de Borgoña	90	3(0)	3	480
Clásicas				
Tomate y albahaca	50	1(0)	2	390
Tomate asado y ajo	60	1(0)	2	390
Sutter Home				
Estilo italiano con cebolleta y hierbas	80	2(0)	4	520
Barilla				
Aceitunas verdes y negras	80	2,5(,5)	3	1.010
Ajos y cebollas asados	80	3,5(0)	<1	460
Champiñones y ajos	70	2(,5)	3	610
Tomate y albahaca	70	1,5 (,5)	3	640
Marinada	70	2(,5)	2	430

Salsas de pesto (70 ml)

	Calorías	Grasa (grasas sat.)	Sodio
Pesto con albahaca			
Contadino bajo en grasa	230	18(4)	560
Pesto de pimiento asado			
Armadino*	140	14(2)	350
Pesto Armadino	190	18(3)	370
Pesto con tomate seco			
y ajo Armadino	210	17(1,5)	210

Aliños y cremas para ensalada

	Calorías	Grasas	Grasas sat.	Sodio
Mayonesa (1 cucharada)				
Mayonesa con aceite de				
canola Safeway Select Real	100	11	1	80
Mayonesa Spectrum Canola	100	12	1	80
Mayonesa Spectrum Canola				
sin huevo	35	3	0	60
Aliños para ensalada (2 cucharadas)				
Kraft Special Collection				
Tomates secos al sol	60	4,5	0	330
Pesto italiano	70	5,5	2	60
Vinagreta con balsámico	110	12	1	290

* Armadino Foods of Distinction, Inc Hayward, CA 94544.

Aliños y cremas para ensalada *(continuación)*

	Calorías	Grasas	Grasas sat.	Sodio
Aliños para ensalada (2 cucharadas)				
Kraft Light				
Vinagreta de vino tinto	50	4,5	0	330
Italiana	50	4,5	0	230
Vinagreta de frambuesas	60	4	0	270
Rancho de pepino	60	5,5	4	80
Catalina	80	5	0	400
Kraft				
Vinagreta con ajos asados	50	4,5	0	270
César con parmesano	60	5	1	450
Newman's Own				
Dinamita italiana	45	4	0	370
Vinagreta con balsámico	90	9	1	350
Bernstein's				
Queso italiano y ajo	110	11	1	340
Vino tinto y ajo italiano	110	11	1	250
Rancho parmesano con ajo	140	14	1	300
Salsa balsámica italiana	110	11	0,5	270

Aliños y cremas para ensaladas ricos en grasas monoinsaturadas

Los productos anteriormente citados contienen exclusivamente aceite de canola o aceite de oliva, o una combinación de los dos (sobre todo grasas monoinsaturadas). La mayoría de nosotros utilizamos estos ingredientes a diario. Cambiar la clase de alimentos que tomamos es una manera fácil de consumir más grasas monoinsaturadas. Si comparamos estos productos con los que están repletos de grasas saturadas y poliinsaturadas, doy fe de que la mayoría de los alimentos que voy a citar a continuación tienen un sabor magnífico. Si no fuera así, no los utilizaría.

Parte II: los productos alimenticios más sanos

En lo referente a las ventajas nutricionales que aporta tomar mucha fruta y mucha verdura, no sé por dónde empezar. Imagino que podría comenzar por la fibra, las sustancias fitoquímicas, las vitaminas y los minerales. Podríamos echar un vistazo a su escaso contenido en calorías, grasas, grasas saturadas o colesterol. Todo ello ya es de por sí un tema muy importante. Sin embargo, echa un vistazo a lo que sigue: las mujeres que no toman nunca zanahorias o espinacas tienen el doble de riesgo de desarrollar cáncer de mama (*Cancer Epidemiology, Biomarkers & Prevention*, noviembre 1997). Éste sí es un tema *verdaderamente* importante. Los investigadores siguen estudiando el potencial de las hortalizas y verduras y el modo en que influyen en nuestra salud y en diversas dolencias, pero sabemos lo suficiente para asegurar que estos alimentos constituyen un papel relevante en una comida sana y bien equilibrada. Y sabemos también que ciertas frutas y verduras contienen unos niveles mayores de vitaminas, minerales, sustancias fitoquímicas y otros importantes componentes que las hacen en particular eficaces. Para indagar más sobre todo ello, sigue leyendo.

Cómo aumentar los antioxidantes en tu dieta

- **Pásate al verde.** Las coles y las espinacas están a la cabeza de las verduras antioxidantes. Otras verduras de primer orden son la col rizada, las acelgas o los brotes de mostaza. Y el kiwi es una fruta que también contiene abundantes antioxidantes de primer orden.
- **Las verduras de la familia de las crucíferas** están repletas de antioxidantes y de potentes sustancias fotoquímicas. Los investigadores están realizando pruebas para comprobar las propiedades protectoras de las plantas crucíferas y su capacidad para disminuir el riesgo de contraer cáncer. Opta por las coles de Bruselas, el brócoli, la coliflor o la col.
- Descubre el **naranja** y encontrarás los productos ricos en carotenos. Incluye en tu dieta los boniatos, el cantalupo, las zanahorias, la calabaza o los albaricoques.
- Fíjate en el **rojo**. En las frutas y hortalizas rojas. Son ricas en antioxidantes. Elije fresas, frambuesas, arándanos, ciruelas (y ciruelas pasas), tomates, uvas rojas (y uvas pasas), pimientos rojos o cerezas.
- No te olvides de los **cítricos**, famosos por su contenido en vitamina C: naranjas, pomelos, limones o limas.

Frutas y hortalizas ricas en carotenos

	betacarotenos	luteína/ zeaxantina	licopeno
Frutas			
Albaricoques	✓		✓ (secos)
Cantalupo	✓		
Guayaba o zumo de guayaba			✓
Mango	✓		
Pomelo de pulpa rojiza			✓
Sandía			✓
Verduras			
Acelgas suizas	✓		
Berza	✓		
Boniatos y yames	✓		
Brócoli	✓	✓	
Calabaza	✓	✓	
Calabaza de invierno	✓		
Calabaza de verano		✓	
Calabaza Zapallo, almizclera	✓		
Col china	✓		
Col rizada	✓	✓	
Coles de Bruselas		✓	
Espinacas	✓	✓	
Guisantes		✓	
Hinojo	✓		
Lechuga de hoja verde		✓	
Lechuga romana	✓		
Mostaza	✓	✓	
Pimiento rojo	✓		
Puerro		✓	
Remolacha	✓		
Tomates rojos, salsa de tomate			✓
Zanahorias	✓		

Alimentos ricos en antioxidantes

	Beta-caroteno	Vitamina C	Vitamina E
Frutas			
Fresas, 100 g		✓✓	
Guayaba, ½ unidad		✓✓	
Kiwi, 1 unidad		✓✓	
Mandarina, 125 g		✓	
Mango, ½ unidad	✓	✓	
Melón cantalupo 175 g	✓	✓✓	
Naranja, 1 unidad		✓✓	
Papaya, ½ unidad		✓✓	
Pomelo, ½ unidad		✓	
Tangelo (híbrido entre pomelo y mandarina), 1 unidad		✓	
Verduras			
Acelgas cocidas, 175 g	✓	✓	
Arvejas crudas, 100 g	✓✓		
Boniatos, cocidos o en conserva, 100 g	✓✓		✓
Brocoflor cocido (cruce entre brócoli y coliflor), 160 g		✓✓	
Brócoli cocido o crudo, 160 g		✓✓	
Calabaza, 120 g	✓✓	✓	
Calabaza de invierno, 200 g	✓		
Calabaza moscada cocida, 120 g	✓✓		
Calabaza o zapallo cocida, 225 g	✓✓		
Col china al vapor, 150 g		✓✓	
Col rizada cocida, 130 g	✓✓	✓✓	✓
Coles de Bruselas cocidas, 100 g		✓✓	
Coliflor, 160 g		✓✓	

	Beta-caroteno	Vitamina C	Vitamina E
Colinabo cocido, 160 g		✓✓	
Espinacas cocidas, 180 g	✓✓		
Espinacas frescas crudas, 400 g	✓	✓	
Guindillas (chile) crudos o en conserva, 75 g	✓	✓✓	
Guisantes cocidos, 150 g	✓✓	✓	
Hojas de acedera crudas, 50 g	✓	✓✓	
Hojas de diente de león crudas, 50 g	✓✓		
Hojas de mostaza cocidas, 140 g	✓	✓	
Hojas de nabo cocidas, 140 g	✓✓	✓	
Ñames o boniatos naranja cocidos, 130 g	✓✓		
Pimientos (rojo o amarillo), medio		✓✓	
Remolachas verdes cocidas, 150 g	✓	✓✓	
Zanahorias al vapor, 159 g		✓✓	

Legumbres

	Beta-caroteno	Vitamina C	Vitamina E
Habones o judías de lima cocidos, 180 g		✓	
Soja (alubias de) asadas al horno, 100 g		✓	
Soja (alubias de) cocidas, 200 g			✓✓
Tofu, 110 g			✓

Frutos secos

	Beta-caroteno	Vitamina C	Vitamina E
Almendras, 30 g			✓✓
Avellanas, 30 g		✓	
Semillas de girasol tostadas, 2 cucharadas			✓✓

✓: *Aporta al menos un 50 % de la cantidad diaria recomendada.*
✓✓: *Aporta alrededor del 100 % de la cantidad diaria recomendada.*

Sigue la línea amarilla (y la verde oscura, y la roja)

Los alimentos con un alto contenido en antioxidantes de la familia de los carotenos (en la que se incluyen los conocidos betacarotenos) se consideran protectores frente a diversos tipos de cánceres. Si bien se cree que la familia de los carotenos tiene unos 500 miembros, vamos a contemplar solamente los cuatro que los científicos consideran que ayudan a prevenir enfermedades:

- **Betacaroteno.** Este antioxidante puede reducir el riesgo de desarrollar algunos cánceres impidiendo el deterioro de las células (suele encontrarse en los vegetales de color naranja o amarillo y en los de color verde).
- **Luteína / zeaxantina.** Estos pigmentos protegen de la degeneración macular del ojo, una de las principales causas de ceguera en las personas mayores (suele encontrarse en los vegetales de color verde oscuro).
- **Licopeno.** El licopeno está asociado a una disminución del riesgo de padecer cáncer de próstata (suele encontrarse en las frutas de color rosa o rojo y en el tomate y los productos derivados de él).

Capítulo 8

Reglas para comer fuera de casa

Tengo la impresión de que la mayoría de la gente ya no cocina. Escribo una columna llamada *The Recipe Doctor,* en la que, yo (la doctora) «trato» a la gente con recetas que son del gusto de todos.

Dicho esto, puedo asegurar que hay quien me confiesa con gran frecuencia: «Me encanta su columna... pero yo no cocino». Me sorprende muchísimo que la gente pueda disfrutar de una columna de cocina sin utilizar las recetas, sin guisar nada en absoluto.

A menudo las personas que me dicen que no cocinan son gente que tiene niños pequeños. No puedo más que sorprenderme. Si todas esas personas no cocinan, ¿qué es lo que comen? La mayoría de nosotros podríamos contestar a esa pregunta. La respuesta es «comidas preparadas», como platos congelados, perritos calientes, macarrones y queso en una bolsa y platillos de restaurantes de comida rápida.

¿Qué consecuencias tiene comer siempre fuera de casa?

Un gran número de personas comen fuera al menos una vez al día, lo que significa que la comida rápida constituye al menos un tercio de las calorías diarias que ingieren. Desde un punto de vista económico, los estadounidenses, por ejemplo, gastan alrededor de un 42% de su presupuesto alimentario en comer fuera de casa. Se mire como se mire, la cosa es que la mayoría comemos fuera a diario. ¿Qué efecto tiene esto en nuestra ingesta nutricional? No nos vamos a detener en contabilizar los gramos de fibra o de vitaminas y minerales que dejamos de consumir por el hecho de comer fuera de casa, sino que tan sólo nos centraremos en cómo afecta a nuestra ingesta diaria de calorías y gramos de grasa.

Restaurantes: una oportunidad para comer de manera saludable

Comer en un restaurante ya no constituye una ocasión especial, es tan sólo algo habitual en nuestro día a día. Esto significa que tenemos que replantearnos la manera en que contemplamos el hecho de comer fuera de casa. No tiene que ser más una ocasión de derroche, sino una oportunidad de comer de manera saludable (al menos la mayoría de las veces).

El problema de comer sano es que hay muchos factores en contra. Todo lo que gira en torno a comer fuera nos repite: «¡Sáciate, date un capricho, mímate!». Muchos restaurantes utilizan grasas saturadas, y en mucha cantidad;

las opciones de los menús son demasiado tentadoras para dejarlas pasar, y controlar las raciones es casi imposible. Además, uno quiere que ya que se gasta el dinero merezca la pena (lo que significa disfrutar de los platos sin dejarse nada). ¿Cómo conjugar todo esto con la salud? Todo radica en nuestra actitud.

Cuando comer sano y sentirse sano es el objetivo, también lo es que el restaurante te dé lo que te gastas en él. Lo que quieres son unos alimentos que contribuyan a mejorar (no a minar) tu salud. De hecho, cada vez son más los restaurantes que ofrecen en sus menús opciones saludables.

Por supuesto tienes que estar dispuesto a dar una oportunidad al restaurante al que vayas. Hay muchas cadenas de restaurantes, como Applebee's, Bennigan's y Chili's, que ofrecen opciones «light» en sus menús, pero a juzgar por los platos de hamburguesas y costillas que he visto pasar cuando he ido a alguno de ellos, no son las que suele pedir la mayoría.

¿Y qué hacer si hay un solo un menú y contiene mucha grasa? Asegúrate de que el resto de la comida sea sana y ligera. Gran parte del problema que existe con las comidas de los restaurantes es que sencillamente uno no sabe dejar de comer a tiempo. ¿Qué solemos hacer? Empezamos con un entrante rico en grasas (como alitas fritas); después, tomamos un plato principal rico en grasas (por ejemplo, una hamburguesa o un plato de pasta con salsa). Escogemos como guarnición algo igualmente graso (patatas fritas o pan de ajo)… y no paramos hasta acabar la comida con un postre riquísimo. Si en vez de eso escogemos tan sólo un plato rico en grasas pero lo acompañamos de opciones más saludables, la cosa va mucho mejor.

Cuando comemos fuera de casa, debemos tener en cuenta dos cosas: evitar comer demasiadas grasas, grasas saturadas y calorías, y procurar tomar más verdura, cereales integrales y fruta.

Para ayudarte a hacerlo te propongo que eches un vistazo a estas dos listas con «lo que debes hacer» y «lo que *no* debes hacer».

Lo que debes hacer cuando comas fuera de casa

- **Pide entrantes o acompañamientos repletos de verduras o de nutrientes vegetales y cereales integrales siempre que sea posible.**
- **Recréate con cada bocado.** No tengas prisa en comer, saborea cada mordisco que des a la comida. Los platos de los restaurantes suelen estar preparados con cuidado, calidad y una gran atención.
- **Come sin devorar.** Si estás hambriento una hora antes de ir al restaurante, no lo pienses y come algo, satisfaz la ansiedad con una pieza de fruta o algún cereal (por ejemplo, un cracker de trigo, etcétera).
- **Deja de comer cuando te sientas satisfecho, no repleto.** Es difícil en un restaurante, pero intenta escuchar al estómago (no a los ojos ni a la cartera). Cuando te sientas satisfecho, cuando ya no sientas hambre, deja de comer. Si puedes, llévate las sobras a casa o a la nevera del trabajo, así podrás comerte el resto cuando vuelvas a tener hambre.
- **Elige restaurantes que sepas que tienen platos sabrosos y sanos.**

- **Prepárate para escuchar los comentarios de los otros comensales o de tu familia, tales como:** «¿Estás haciendo régimen?». Contesta tan sólo: «No, es que he optado por comer de este modo».
- **Pide un filete, una porción de pastel o cualquier otra cosa que realmente te apetezca... de vez en cuando.** Si no comes en el restaurante lo que te gusta te sentirás fatal, y eso te puede llevar, entre otras cosas, a una mala disposición.
- **Averigua cómo está preparado algún plato.** Puedes preguntar: «¿Qué tipo de carne lleva?». Las piezas más magras son la falda, el lomo, el solomillo, la paleta, la contra y la culata. «¿Qué tipo de grasa lleva este guiso?». Puedes pedir que utilicen aceite de oliva o de canola en vez de otros aceites (y en algunos casos en lugar de mantequilla) «¿Este plato se sirve con salsa o con mantequilla?». Pide que te lo sirvan con la salsa o la mantequilla aparte, de este modo tú decides la cantidad que necesitas.
- **Pide que le quiten la piel al pollo antes de preparar el plato.** Más de la mitad de la grasa de las aves está debajo y alrededor de la piel del animal (y la mayoría es grasa saturada). Y las carnes rojas tienen el doble de grasa que las carnes blancas. No es que la carne roja sea mala, puesto que también aporta hierro y otros nutrientes, pero asegúrate y retira la piel si quieres, pues al menos te ahorrarás algunos gramos de grasa y algunas calorías. Claro está que tampoco te va a suponer gran cosa que quiten la piel si después van a freír la pechuga o el muslo del ave. Los fritos incrementan de dos a cinco veces el contenido en

grasa (dependiendo de si primero rebozan y luego fríen la carne).

- **Pregunta si pueden sustituir algún ingrediente o preparar algo especial.** En Estados Unidos, tres de cada cinco maîtres de restaurantes examinados por la Asociación Nacional de Restauración estuvieron dispuestos y preparados para sustituir ciertos ingredientes si se les pedía. Por otra parte, lo peor que puede ocurrir es que contesten «no».
- **Disfruta del marisco a la parrilla, al vapor o guisado.** Si se prepara sin exceso de grasa, comer marisco es una buena opción en un restaurante. Es algo que no solemos cocinar en casa. Incluso los pescados más grasos pueden equipararse en contenido total de grasas y calorías al filete más magro. Y hay muchos mariscos que son una excelente fuente de ácidos grasos omega 3 y de otros importantes nutrientes.
- **Si te apetece comer filete, elige la pieza más magra posible.** En vez de optar por un entrecot, pide un solomillo. Acompáñalo con verduras de temporada y una patata al horno con una cucharada de crema agria, ¡y listo!
- **Permítete una ensalada de guarnición.** Sé generoso con las legumbres, los tomates o las verduras, y moderado con los picatostes, el huevo cocido, el queso, el beicon y el aliño. Elige siempre que sea posible un aliño elaborado con aceite de oliva o de canola.
- **Si optas por una ensalada de pollo o una ensalada china, pide que te traigan el aliño aparte.** Los aderezos ricos en grasa estropean este plato. Rocía la ensalada con dos cucharadas de aliño.

- **Empieza la comida o la cena con una estupenda sopa.** (Minestrone, de pescado o de pollo con fideos). Las sopas tipo cremas suelen estar repletas de grasas y de calorías, de modo que si optas por una de ellas pide que te la sirvan en una taza en vez de en un cuenco.
- **Disfruta de unas verduras a la plancha como guarnición.** Las verduras a la plancha o asadas están de moda en los restaurantes y en las publicaciones de gastronomía. De este modo se potencia su sabor. Si se utiliza aceite, suele optarse por el aceite de oliva.
- **Date el gusto de tomar una patata asada con el plato que elijas.** Sé prudente con la mantequilla o la crema agria. Con una cucharadita de mantequilla o dos cucharadas de crema será suficiente. Cada cucharadita de mantequilla aporta 35 calorías y 4 g de grasa. Dos cucharadas de crema suponen 60 calorías y 6 g de grasa. Si a eso le añades la patata asada, tendrás un total de 315 calorías, 10 g de grasa (29 % de calorías procedentes de las grasas), 6 g de grasa saturada, 23 mg de colesterol y 5 g de fibra.
- **Comparte el postre que más te apetezca con tus compañeros de mesa.** Sé lo que es ver pasar el carrito de los postres con todas esas delicias. Tomarse cada día un postre estupendo no es muy buena idea, pero puedes disfrutar de vez en cuando de uno especial, sobre todo si lo compartes. Si hay algo que te atraiga muchísimo, pero consideras que ya has comido suficiente, pide que te lo preparen para llevar y disfrútalo cuando vuelvas a tener hambre.
- **Busca platos de legumbres.** Todos tenemos que acostumbrarnos a tomar más legumbres, un alimen-

to repleto de estupendos nutrientes. Las alubias, por ejemplo, no suelen cocinarse en muchas casas, por eso es un plato perfecto para pedirlo en un restaurante. Se encuentran en los restaurantes mexicanos y también en los asiáticos.

- **En los restaurantes chinos, pide que los platos salteados o en wok los cocinen con muy poco aceite.** Los platos salteados tienen menos grasas que los fritos (los preparados al vapor tienen aún menos grasas que los salteados). Pero hay muchos restaurantes chinos que usan mucho aceite, por tanto, tienes que pedir que no sea así. Incluso el arroz frito puede prepararse con mucho menos aceite. También puedes pedir que no le añadan el potenciador de sabor glutamato de sodio (GMS).

- **Disfruta de los estupendos sándwiches de pollo asado (pero fíjate en qué empresa los elabora).** Esos sándwiches suelen servirse con beicon, queso y mayonesa: todo ello aumenta en gran medida el contenido de grasa y de calorías. Cuando te apetezcan, disfruta de ellos con lechuga, ensalada, cebolla, mostaza o salsa de barbacoa.

- **Pide las fajitas de pollo, de gambas o de verdura, en vez de carne.** Sin contar el guacamole o la crema agria, la típica fajita de carne puede contener hasta 31 g de grasa (12 de esos gramos son de grasas saturadas).

- **De algunos platos chinos, pide la versión vegetariana o de tofu.** Ésta es una manera fácil de tomar verdura y tofu. Si te gusta el Chowmein, pide un Chowmein de verduras, y si te gusta el pollo al curry o el moo shu chicken, pide que sea de tofu, el llamado moo shu tofu.

- **Elige restaurantes de cocina mediterránea.** La cocina mediterránea tiene muchas cualidades nutritivas, puesto que en ella se utiliza aceite de oliva. Pero quizás lo más importante sea que cuenta con muchos platos de pescado y de verduras.
- **Disfruta de las patatas caseras.** Puedes comprar la variedad de la temporada y hornearlas. Están sabrosísimas y así se evita toda la grasa que contienen las fritas.
- **Puedes disfrutar de los condimentos grasos siempre que lo hagas en pequeñas cantidades.** Sé lo deliciosos que son los aliños para la ensalada, la mantequilla, la margarina, la crema de leche, la crema agria o la salsa de queso, pero con un poco es suficiente. Sigue esta recomendación.

Lo que debes no hacer cuando comes fuera de casa

- No te saltes las comidas pensando que así «ahorrarás» calorías para luego comer en el restaurante. Lo único que consigues de esta manera es llegar demasiado hambriento (lo que conduce a comer más de lo debido) y pedir más comida de la necesaria. Es importante comer siempre cuando tienes hambre y dejar de hacerlo cuando te sientes ya a gusto, saciado.
- En horas de trabajo no hagas una comida copiosa o rica en grasas. Si haces eso te sentirás aletargado y somnoliento durante unas cuantas horas. Toma ali-

mentos ligeros, sin grasa y en pequeñas porciones. De este modo tendrás suficiente energía para reiniciar el trabajo.

- No te sientas obligado a pedir un plato de cada cosa del menú (aperitivo, plato principal, ensalada y postre). Considera lo que realmente quieres comer y cuánta comida necesitas para sentirte bien sin acabar repleto.

- No te dejes llevar… Hay platos que parecen muy saludables pero que se sirven con salsas o mantequilla, y eso, a nivel nutricional, puede convertir una pechuga de pollo o un trozo de pescado en un filete veteado de grasa.

- No pidas hamburguesas de ¼ de kg con todos los extras posibles. Pide una hamburguesa normal, de 100 o 125 g, que vaya acompañada de mostaza, kétchup, salsa barbacoa, lechuga, cebolla o tomate en vez de beicon, queso o salsa.

- No acostumbres a pedir alimentos fritos. Esos platos no sólo son muy ricos en grasas, sino que además suelen freírlos con aceites que no son ni de oliva ni de canola.

- No tomes más de uno de los entrantes que «necesitas probar». Es decir, si «necesitas» tomar alitas, patatas o palitos de mozzarella, toma sólo una (o dos) piezas de una de esas tentaciones y quédate con eso. Todo tiene tantas grasas y calorías que si tomas más cantidad que eso las cifras nutricionales se dispararán.

- No te pases con el alcohol. Hay restaurantes que tienen como objetivo que el cliente pida tantas bebidas como sea posible. Para controlar el consumo de alcohol, pide agua para acompañar la comida. Pide cerveza y combinados sin alcohol (esas opciones tienen la mitad de calorías). Si te decides por una bebida alcohólica, que sea con la comida. Pide la bebida por copas, no una botella entera.

- No te sirvas mucha cantidad de salsas... a menos que sea una marinada. Si al final pides un plato que lleve una salsa cremosa, intenta disfrutar de él con sólo unas pocas cucharadas de salsa.

- Y, categóricamente, no hagas una comilona. Generalmente, solemos ir al restaurante a cenar... pero eso no es lo mejor, se trata de una mala costumbre. Te parecerá quizás un poco ridículo, pero utiliza la palma de la mano para hacerte una idea de la porción de alimento que debes tomar. Eso suele representar de 90 a 110 g (dependiendo del tamaño de la mano).

Comida para llevar a casa

¿Es más sano comprar en los restaurantes comida para llevar que consumir comida rápida? Esperemos que sí: cada vez son más las personas que lo hacen. En la última década se ha duplicado el número de comidas en casa pero compradas ya preparadas. E incluso los típicos «restaurantes de mantel blanco».

- **En la pizzería.** Dos raciones (o una grande) de una auténtica pizza italiana con tomate, albahaca, ajo y queso. Pide que te pongan por encima las verduras que más te apetezcan. Añade a eso una ensalada para tomar en el restaurante o llevar a casa (no te olvides de pedir que lleve una cucharada de alubias o de garbanzos) y alíñala con un aderezo ligero. Otros platos pueden ser: diversos tipos de pasta con salsa marinada o con champiñones. Si lo deseas, añádele un poco de queso parmesano rallado: una cucharada aporta tan sólo 28 calorías, 1,9 g de grasa y 5 mg de colesterol.

- **En el restaurante chino de comida para llevar.** Una buena elección puede ser pollo o tofu con curry y verduras o verduras salteadas con arroz al vapor, pero no olvides de pedir que utilicen poco aceite. Otras opciones son: pollo, tofu o verdura chow mein (con fideos). Las verduras de la cocina china (repollo, col china, zanahorias y brócoli) son ricas en sustancias fotoquímicas y otros nutrientes anticancerígenos. Y no te olvides de la galletita de la fortuna, sólo suman 30 calorías cada una.

- **En el asador.** Decídete por unas deliciosas y jugosas pechugas de pavo. Añádele unas patatas nuevas, de temporada, y quizás un platillo de manzanas con canela. Puedes sustituir el pavo por el pollo (siempre que retiren la piel). Otra buena opción es un sándwich de ternera (sin queso) o uno de jamón magro con mostaza o salsa de arándanos, o bien una sopa de pollo con fideos casera con un poco de pan de maíz.

- **En el restaurante mexicano.** Depende de lo arriesgado que seas, este tipo de restaurantes ofrecen desde burritos de tofu o de verduras a burritos de alubias (pide alubias pintas o frijoles negros). Todo esto te lo pueden preparar a tu gusto: con espinacas, tortillas de maíz o de trigo (estas últimas aportan apenas unos 9 g más de fibra). Añádele la salsa que prefieras, suave, media o picante, y tendrás una comida saludable. Y si eliges un burrito de carne o de pollo, tampoco será una mala opción, siempre que la carne no se haya frito con demasiado aceite o esté repleta de queso, guacamole o crema agria. Recuerda que con una cucharada es suficiente. Otra opción pueden ser unos tacos suaves, unas fajitas de pollo o unas enchiladas (siempre que no te excedas con el queso ni con la crema agria).

¿Cómo? ¿No hay etiquetas con los datos nutricionales?

En los restaurantes, obviamente, no utilizan etiquetas con los datos nutricionales como en los supermercados. En ocasiones, cuando el restaurante cuenta con opciones de «menú ligero» o «platos sanos», es posible que disponga de un folleto con la información nutricional de esos platos; pero, por lo general, se trata de datos generales e informales que no incluyen los gramos de grasa o de grasa saturada que contienen.

Así pues, si deseas elegir de la manera más saludable posible, lo mejor es seguir unas normas generales (como las de las dos listas anteriores) y desear que suceda lo mejor. Con una elección adecuada, haciendo hincapié en el contenido en verduras, comiendo cuando tienes hambre y dejando de comer cuando estés satisfecha, cómoda y saciada, mantendrás a raya las calorías y las grasas de tu dieta.

Índice analítico

216

Índice